杨寿峨

中医治疗

先天性马蹄内翻足

杨寿峨 著

全国百佳图书出版单位

中国中医药出版社

· 北 京 ·

图书在版编目（CIP）数据

杨寿峨中医治疗先天性马蹄内翻足 / 杨寿峨著 . —北京：
中国中医药出版社，2022.10
ISBN 978-7-5132-6580-5

Ⅰ.①杨…　Ⅱ.①杨…　Ⅲ.①马蹄内翻足—中医疗法
Ⅳ.① R269.46

中国版本图书馆 CIP 数据核字（2020）第 053376 号

中国中医药出版社出版

北京经济技术开发区科创十三街 31 号院二区 8 号楼
邮政编码　100176
传真　010-64405721
三河市同力彩印有限公司印刷
各地新华书店经销

开本 710×1000　1/16　印张 14.25　字数 219 千字
2022 年 10 月第 1 版　2022 年 10 月第 1 次印刷
书号　ISBN 978 – 7 – 5132 – 6580 – 5

定价　68.00 元
网址　www.cptcm.com

服 务 热 线　010-64405510
购 书 热 线　010-89535836
维 权 打 假　010-64405753

微信服务号　zgzyycbs
微商城网址　https://kdt.im/LIdUGr
官 方 微 博　http://e.weibo.com/cptcm
天猫旗舰店网址　https://zgzyycbs.tmall.com

如有印装质量问题请与本社出版部联系（010-64405510）

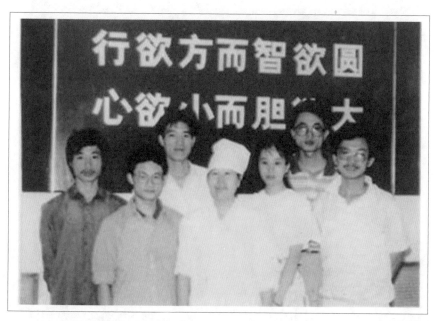

1992 年 9 月，湘潭市中医医院小儿矫形科成立合影（前排中间为杨寿峨）

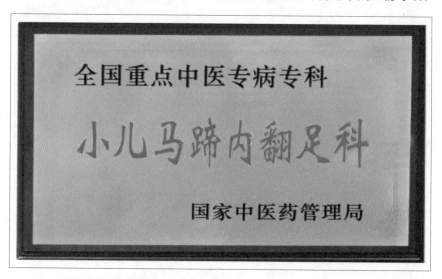

2007 年，全国重点中医专病专科"小儿马蹄内翻足科"正式授牌挂牌

序

　　对于杨寿峨主任医师，虽是交往不多，但却是很熟悉的人。

　　我对于她熟悉的机缘是来自几次评审会。印象最深刻的是她申报科技进步奖的那一次，我是评委，阅读过材料，给我惊喜，我认为她的研究达到了同类研究的国际先进水平，其他评委也甚是推许，一致通过授予湖南省科技进步二等奖。

　　之后，她被确定为第四批全国老中医药专家学术经验继承指导老师，通过湖南省中医专长绝技评审，建立了名老中医学术传承工作室。我都参与了这些评选会议，而且都是十分顺利地通过，这是实至名归的结果。

　　小儿先天性马蹄内翻足一病，是可以终身致残的疾病，以往尚无理想的治疗方法。然而，杨医师在

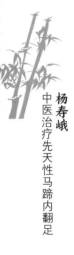

家传骨科治疗骨折错位畸形的治法上，经过潜心研究，取得了突破性的成果，研究出一套独创、系统、完整、无创伤、无痛苦、疗效满意的纯中医特色疗法，这对医学是一大贡献，对患者是功德无量的福音。通过评审，我熟悉了她，她也因此名声大振。

《杨寿峨中医治疗先天性马蹄内翻足》写得朴实无华，但很真实、很生动，是值得阅读的好书。

杨寿峨医师的为人，她的医术和研究，有几点是值得特别推许的。

其一，这一技术是继承、创新的典范。她在继承家学的基础上，勇于创新，使之发扬光大，只有这样的继承、创新，才能不断推进中医学向前发展，才能使中医学走向新的高峰。

其二，此项研究既能坚持中医学的特色和优势，又能借鉴西医学中有益的东西为我所用，这也是继承、创新的正确方向。

其三，这项研究之所以能取得成功，是数十年来矢志不移，坚韧不拔，历尽艰辛取得的。这种为患者解除疾苦的仁心，对科学研究的锐意进取精神，是值得推崇和学习的。

有鉴于此，我乐为之序。

国医大师

刘祖贻

2019 年 9 月于麓山小舍

前　言

　　我出生于一个中医世家，祖籍湖南省邵东县流光岭，是当地颇有盛名的杨氏骨伤科第三代传人之一。父母亲医德医术好，治愈了很多病人，很受周围百姓的尊重与爱戴。幼时，我对父母亲能治好病人觉得神奇，更是感动，不自觉地迷恋起医术来，产生了学医的念头。记忆中特别深的是，1960 年 11 月的一天晚上，大约九点，父亲所在医院工会主席陈国祥接到市卫生局的通知后，急急忙忙跑来对父亲说："省机瓦厂厂房倒塌，上夜班的工人受伤不少，还压死了一个工人，请您马上去抢救伤员。"我父亲听后，把事情向母亲作了简单的说明，就骑着单车冒雨急忙奔向市郊几十里外的易家湾省机瓦厂。因抢救病人太过紧张忙碌，父亲一直没有休息，到

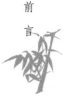

清晨突发胃溃疡大呕血，住进了地区人民医院。中午我和家人赶到医院时，父亲仍躺在病床上昏迷不醒，医生、护士正忙着积极抢救。经反复商定治疗方案，组织了多次会诊治疗，到第4天，父亲终于清醒了。我们全家和参加抢救的医护人员都非常高兴。从那以后，我下定决心要学医。父母亲指导我认真学习医学典籍，熟读熟背《黄帝内经》《汤头歌诀》《医宗金鉴·正骨心法要旨》《伤科大成》等经典。父母亲对我读书、学医要求甚高，不但须勤读、勤抄、勤背，还须继承父母亲的医疗经验和医德，传承家风当好杨氏骨伤科的接班人，造福一方百姓。父亲临终前握住我的手说："一定要听毛主席的话，谦虚谨慎，戒骄戒躁，全心全意为人民服务。"至今，父亲叮嘱的话语还时常在我的脑海中回旋。

"医者仁心苏万物，悬壶济世救众生"是中医的优良传统。用经过历史和实践检验了的成功的医疗技术为人类解除痛苦，需要医生发扬慈悲之心，仁爱患者，凭良心、医术做好每一项工作。从医以来，我总是秉持高度的责任感，想病人之所想，急病人之所急，痛病人之所痛，尽一个医生的职责，全心全意为病人服务，争取做一位好医师。因此，我在心中默默为自己定下了"治病就要治疑难病症，治人家不治的病症"的奋斗目标。多年来，无论在精力上、时间上，或是金钱上、物质上的付出有多大，我都坚持为完成这一目标去努力奋斗，做好本职工作，治病救人。要做，就要做好，就必须达到让患者最大程度满意的目标，这是我从医的基本态度。尤其作为杨氏骨伤科的后代，对杨氏骨伤科技术，不但要继承而且还要创新，发扬光大，当好传承人。

有了这些想法后，我对平常接诊中接触到的小儿马蹄内翻足患者，就多了一些关注。1979 年，我接诊并治愈了首例小儿先天性马蹄内翻足患儿。1981 ～ 1982 年，我先后在湖南中医学院附一医院骨伤科进修，参加湖南省外伤科理论学习班的学习，接受了两年较为系统的理论知识和操作实践培训，也接触了更多的小儿先天性马蹄内翻足患者。我暗下决心，坚定信念，一定要不断努力，攻克这种疑难病症的治疗难关，潜心探讨、研究出一整套纯中医特色治疗方法。我的目标是独特、系列、完整、无创伤、无痛苦、疗效显著和病人依存性好，为中医正骨治疗先天性马蹄内翻足开辟新途径、拓展新领域，从而充分展现中医药的独特优势，展现中医药才能创造出的特色疗法。

小儿先天性马蹄内翻足，是先天性足部畸形中最多见的疾病，约占 75% 以上。据文献资料介绍，发病率约为新生儿的 1‰。男性多于女性，双侧多于单侧。部分病例有家族史。本病可以单独存在，也可伴有其他畸形，是一种可带来终身残疾的疾病，对于患者和家长来说，不论是心理上，还是肉体上，都是非常痛苦的，也是很残酷的。婴儿出生，本是一个家庭最高兴最欢喜的事，一但发现小宝宝生出来就是马蹄内翻畸形足时，家人都会感到无奈、伤心、痛苦。小儿先天性马蹄内翻足患者，凡没有治好的将来都会是成年的残障人士。若以 2016 年全面放开二胎政策实施以来每年新生儿数量为基数，按发病率约为新生儿的 1‰ 推算，我国每年有 1.1 万～ 1.7 万的先天性马蹄内翻足患儿出生。再加上以往未经治疗或治疗效果不佳需要再次治疗的患者，数量是非常惊人的。这不但给患者本人带来了极大的痛苦，也会给患者家庭带来非常大的精神和经济压力，还增加了整个社会的医疗负担。为此，国家每年要投入大量资金用于这类疾病和患者的预防、康复和社会保障，既影

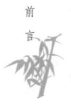

响患者的健康成长和成年后的成家立业，也给家庭、社会带来沉重的经济负担，在一定程度上影响社会的和谐稳定。但是，长期以来，许多这种疾病的患者没有得到很好的治疗，要么是延迟治疗，要么是疗效不理想，还有些甚至根本没有得到过治疗。这些都有可能导致患者终身残疾。从医者方面看，小儿先天性马蹄内翻足病是一种疑难病症，治疗过程需要较长的时间，一般时间为 1～3 个月，不少医师不想治。特别是对于一些已经超过手术治疗期或手术治疗无效的小儿先天性马蹄内翻足患者，因病程较长和病情严重，或手术切口疤痕粘连严重复杂，医师付出的时间、体力和心血会更多、更大，作出的奉献也会更多。尤其是本病的患者一般年龄偏小，在进行治疗时，医师需要经常与小孩的屎尿打交道，治疗环境复杂。想要创造出一种有效、实用的治疗小儿先天性马蹄内翻足疾病的方法，从中医角度来说，不是一件很容易的事。相当长的一个时期，社会上对中医有偏见，探索用中医药方法治疗小儿先天性马蹄内翻足更是前途艰险。一是不受重视，二是缺少人才，三是难以得到财、物的支持。相反，还要耗费很多的时间来设计治疗方案，创新固定器具，反复多次地实践、实验，付出的精力、时间、心血、经费都很多。因此，潜心研究先天性马蹄内翻足疾病中医药治疗方法，的确是困难重重。而且，医学界普遍认为，中医药治疗此病的效果不理想，许多人都不愿意做无用之功、行无用之事。然而，中医世家的文化熏陶，患儿的痛苦、患者亲属的期待，激起了我性格中不服输的气概。

小儿先天性马蹄内翻足如果得不到及时有效的治疗，可导致不同程度的终身残疾。该病的传统治疗方法，分为非手术治疗和手术治疗两大类。目前主流观点认为初始治疗应为非手术治疗，出生后越早开始治疗疗效越好；手术疗法是矫形治疗的最后措施（尤其是难治性和复发性病例）。非手术疗法包括中医方法为主的治疗、Ponseti疗法、改良Ponseti疗法等。其中Ponseti疗法目前应用最为广泛，虽然含有跟腱手术的内容，但强调非手术治疗，也归纳在非手术治疗方法中。

多年来，在全国各地，有很多中医同道从中国传统医学出发，对于中医方法为主的马蹄内翻足治疗也进行过多方面的探索，在中医骨科理论指导下，形成了以手法按摩、矫形夹板及绷带或者胶布固定等方法为基础的治疗方法。我探索的杨氏中医治疗法就是其中之一。

从事中医临床医疗教学科研工作近60年，我一直是用中医中药治病救人。对严重的骨折病症，一般都是采取保守疗法，用手法整复，外敷中药加杉树皮小夹板外固定治疗。我是铁杆纯中医人。在多年的探索中，我把杨氏骨伤正骨手法与小夹板外固定治疗的方法，拓展到治疗小儿先天性马蹄内翻足疾病。这一方法作为"国家中医药管理局中医临床诊疗技术整理与研究"立项项目，形成了以中医手法加可塑型夹板外固定技术操作的临床研究成果，是纯中医特色治疗方法。在经过临床无数次反复实践、长期的潜心研究之后，我终于取得了中医药治疗小儿马蹄内翻足的初步成功，首创了中医治疗小儿先天性马蹄内翻足的新方法——杨氏小儿马蹄内翻足中医治疗技术，为中医骨伤科增添了新疗法。我对这一方法的探索尝试起步早，取得的疗效较好，也产生了广泛的社会影响和社会效益。在杨氏中医治疗法的基础上建立起来的湘潭市中医医院小儿先天性马蹄内翻足专科也发展成"全国中医重点专病专科——小儿马蹄内翻足科"。杨寿峨中医治疗法，在一定程度上减少了

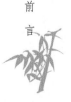

小儿先天性马蹄内翻足患者的致残率，同时也减轻了国家和患者家庭的经济负担，于患者、家庭、国家和社会都是有益的。我想，一定要将这种治疗方法公之于医学界，流传于后世，造福于人类，让小儿先天性马蹄内翻足患儿能及早得到治疗，使每一个患儿都有健康的双足。为了让更多的医生学会治疗这种疑难病症，能够治好更多的小儿先天性马蹄内翻足患儿，帮助病患减轻痛苦，享受美满幸福的生活，就是我以 75 岁高龄创作这本书的根本目的。

探索和研究中医药治疗小儿先天性马蹄内翻足畸形这一疑难病症的工作，离不开医学界前辈和同行的支持帮助，特别是孙材江、潘少川两位教授的热心指导。1989 年 8 月，我收治了七八个患有先天性马蹄内翻足的小朋友，大的年龄 10 岁，小的年龄才 2 个月，治疗过程中经常碰到一些疑难问题，一时找不到解决办法。从 1989～1991 年，我多次带着大批先天性马蹄内翻足患儿，到湘雅医院附二院先排队，再挂院长、骨科专家孙材江教授的号，然后将患儿们带到孙教授的诊室里，请他检查诊断。每一次，孙教授总是笑容满面、热情接诊，不厌其烦地诊疗。小朋友的马蹄内翻足畸形轻重程度如何，需要怎样治疗，孙教授总是给予具体的指导。孙教授给了我、患儿和家长最大的鼓励、帮助和安慰。至今，碰到骨科疾病方面的疑难病症，我仍然会带着患者到孙教授那里诊治。北京儿童医院院长、骨科专家潘少川教授长期以来给予我很多细心、具体的指导，常常在关键时刻为我指明了探索的方向。他在给我的来信中强调："你给患儿照了前、后面的相片很好，但还要给患儿照足底相片，这对足的畸形与骨骼关节错位和足底的变形会更清楚，尤其是足底畸形的变化和足底的负重点更清楚。"他又教导我说:"病人站在玻璃板上,射线向上。"这两句话引导我学会了照足底的相片,能更清楚地看到小儿马蹄内翻足患者足底的畸形和足底的负重点与足骨关节的错位,使我在中医望诊、判断小儿先天性马蹄内翻足的病症时,诊断得更清晰、详细。关于先天性马蹄内翻足的诊断标准,1988～1991年,潘教授还在回复我的信中写道:"正常足跟骨前上角与距骨前下角重叠。患先天性马蹄内翻足见有骨骼错位,出现了跟距二骨平行,此重叠消失。"他将X线照片诊断方法,通过画图表示得清清楚楚。他在信中详尽的描述,我至今不能忘怀。潘教授还在信中教导我"继续积累临床经验和资料,当更有发展"。我将治疗小儿先天性马蹄内翻足畸形的一些经验和技术总结成书,也算是对医学界前辈和同行大力关心、指导和帮助我的一种回报!

实现中华民族的伟大复兴,首先是要实现中华文化的伟大复兴。中医药是一个伟大的历史宝库,在传承、发扬中华优秀传统文化中具有重要的作用和地位。一个好的中医人,除了要做好中医药临床工作,用中医药治疗患者,提高医疗质量外,更要在强调发扬中医药传统优势和特色的基础上,拓展、创新和弘扬中医药文化。因此,我毕生致力于以传统的杨氏中医正骨法为基础,拓展和创新中医正骨的领域和方法,创造杨氏小儿马蹄内翻足治疗方法,进一步发挥中医的优势,为中医药增添了新的特色治疗法。

今天,我把近60年从医工作的经历,包括这一过程中的所学、所看、所想、所做及其经验和教训、探索和创新,特别是毕生研究的小儿马蹄内翻足畸形的治疗方法,毫无保留地写出来、留下来,总结整理成书,为丰富中医药宝库尽绵薄之

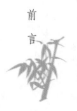

力，以造福于人类。在写作过程中，我对于所学所创的理论知识和治疗技术，恪守不保守、不求名利的原则，只希望把所学的知识，创新的技术，继承和发展的特色疗法传于后世，回报社会。虽然人生一世难免会有令人后悔、惭愧和遗憾的事，但是，要尽量做到不后悔、不惭愧、不遗憾，或者是少些后悔、少些惭愧，少些遗憾。能如此，足矣。

本书将系统地介绍小儿先天性马蹄内翻足的治疗方法，抛砖引玉，希望有助于各位同道进一步探索这一治疗方法，提高治疗效果，造福社会。

杨寿峨

2022 年 2 月

中医治疗先天性马蹄内翻足

杨寿峨

目 录

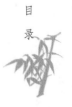

上篇

湘潭市非物质文化遗产
——杨氏伤科的源流与发展

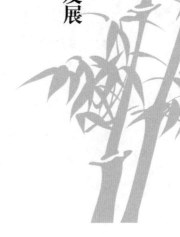

第一章　杨氏伤科的历史源流

第一节　立自祖父，闻名于父辈

讲到小儿先天性马蹄内翻足杨寿峨中医治疗法，就不能不提到杨氏伤科，不能不讲到我的祖父杨仪斋（图1-1）、我的父母亲杨炳南和曾惠兰（图1-2）。我的治疗理念和技术，就是在父母亲的教诲下，通过继承杨氏伤科治疗方法、操作技术及其仁慈心境创新发展而来。

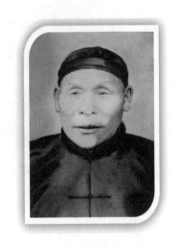

图1-1　祖父杨仪斋先生

杨仪斋（1876—1950），我的祖父，兄弟中排行最大，二弟是哑巴。因家境贫苦，饥寒交迫，祖父7岁时被曾祖父送去给地主家放牛。有一次放牛回家，因为天黑，在路上不慎扭伤了脚，肿胀疼痛剧烈，一夜未眠。第2天，家里请了一位会治跌打损伤的法师来治疗。法师几番摸、接、推、拿，脚痛就好多了，几分钟后，祖父就能站立，随后便能行走。法师予以草药外敷，第3天祖父就行走自如。祖父暗下决心，要学会治病的本事，减轻病人的痛苦，遂拜这位法师为师。从此，他跟着师傅看病接骨，上山采药制药。3年后，祖父开始为病人治病。一般软组织损伤敷草药包扎，遇上骨断的病人接骨、上夹板并外敷草药。天长日久，祖父医好的病人越来越多，深受群众的尊敬和爱戴。

令祖父没有想到的是，他偶然的选择，开创了一个中医骨伤科流派——杨氏伤科。在祖父的影响下，耳濡目染，悲悯之心成就了父辈的大医之路。

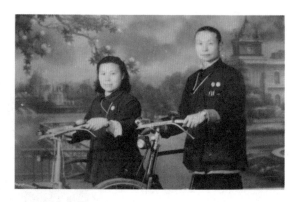

图1-2　父亲杨炳南先生和母亲曾惠兰先生

我的父亲杨炳南先生（1913—1972），字乾溶，号武善，祖籍湖南省邵东县流光岭镇流正村栗山组。父亲9岁时入私塾读书半年，因家贫辍学，帮助祖父放牛、采药治病。耳闻目睹祖父治好了很多病人，父亲感到非常高兴、自豪和钦佩，也感觉很神奇和向往。于是，他向祖父提出了要学医治病救人的想法。祖父默许了父亲的要求，以后只要家里来了病人，就让父亲随诊，记录病案。父亲非常认真、投入。一次，来了一位手骨折断的病人，呻吟不止。父亲既同情又着急，忙上忙下地帮祖父调药，卷棉布绑带，准备杉树皮夹板。祖父见他对病人有怜悯、慈悲之心，又热心于治病救人，开始有意传授父亲医术。此后，只要家里来病人看伤，祖父就会立即叫父亲一起帮助接骨和敷药包扎。没有病人时，父亲就上山采药、制药、调药和抄写药方。经过一段时间的学习，祖父开始让父亲先单独接诊，观察父亲对病人的态度和耐心、治病的胆量、用药的能力，以及接骨的技术。又经过几年的培养学习，父亲已经可以独立熟练诊治接骨了。

1928年，为了生计，父亲来到湘潭同盛泰钉锅铺（湘潭市唐兴街116号，现在已拆迁）做帮工。他白天在店里做事，晚上就挤出时间看书，抄写经典、医案，钻研医术。有受伤病人求治，父亲不收费而主动治疗。1931年冬天的一个深夜，父亲看完书去关店门，发现一位衣衫褴褛的老人躺在店铺前的台阶上，旁边无人照顾。父亲急忙询问老人为何没有回家。老人家说："我是少林寺里的和尚，名释善容，俗家名字李寿元，86岁了。我出来云游已经4年多，没有想到跌断了腿，无法走路，才躺在这里。"父亲见老人可怜，二话没说把老人抱进屋，帮老人洗漱，让老人睡在自己的床上。就这样，父亲一边护理，一边为老人家看病接骨。经过一个月的治疗，老人的腿骨头长起来了，能站立也能行走。老人对我父亲说："你专心专意为我治好病，又精心护理我，还给我买衣买裤，我无以回报。但我有一身武艺和几个治伤药方一定要传授给你。"于是，父亲拜李寿元老人为师，通过半年的刻苦努力学习，父亲学到武艺，强壮了身体，也提高了接骨疗伤技术。

就这样，父亲在帮工之余，一边利用业余时间义务治病，积累行医经验，一边自学中医著作，如《黄帝内经》《伤寒论》《本草纲目》《汤头歌诀》《医宗金鉴》《伤科大成》《外科大成》和《伤科汇纂》等，提高医学理论素养。通过不断的医疗实践和理论学习，父亲的医术更进一步提高。后来，他又先后拜了 16 位高师，他们中有李焕魁、冯仙人、胡志明等。随后，父亲在湘潭、湘乡、邵东、邵阳等地悬壶济世，治病救人。1938～1945 年，日本侵略中国，百姓流离失所，四处逃难，骨折病人非常多。在当时无药无杉树皮夹板的情况下，父亲毅然用山上的黄土做药，树枝做夹板，撕烂衣服做绑带，给骨折病人接骨治疗，救治了很多骨折病人，深受病人的好评和爱戴。

　　1952 年 8 月，父亲与母亲曾惠兰（1918—2000）、舅舅曾继生等 3 人在湖南省湘潭市十八总新马路 147 号，正式挂牌开设杨炳南伤科诊所。1957 年 7 月，父亲响应党的号召，组织起来走集体化道路，与多个个体诊所的医师组成了湘潭市联合诊所（湘潭市中医院前身），后创立湘潭市中医院骨伤科。当时的中医院骨伤科，仅有一间 12 平方米诊室，5 张病床，主要治疗跌打损伤，腰背、四肢骨折，骨关节病，金疮折疡等。两年后，由于病人众多，工作繁忙，除父亲、母亲和长子杨桂森之外，先后招收学徒黄振席、李先应、杨韵琴（长女）、杨寿峨（次女）共 7 人担负起门诊和病房的工作。1961 年，建成一栋三层的住院大楼。医院逐渐发展壮大，至今，湘潭市中医院骨伤科已经成为湘潭地区最大的骨伤专科，共有 5 个病区222 张床位，39 名专业技术人员。

第二节 家学影响，代有良医

父母亲育有三子两女（图1-3）。在父亲和母亲的影响下，杨氏家族第三代先后有杨桂森（长子）、杨寿满（次子）、杨金昇（三子），李梅香（杨金昇之妻）、杨韵琴（长女）、杨寿峨（次女）随父母学习伤科技术。第四代人中有杨石泉、匡锦林（杨桂森儿媳），曹慎（杨韵琴之女）、曹谦（杨韵琴之子），段雄敏（杨寿峨之女）、段雄义（杨寿峨之女），杨巍（杨金昇

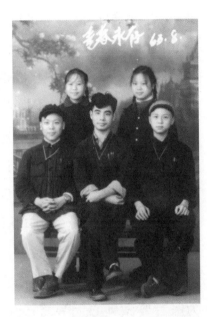

图 1-3 杨寿峨与兄弟姐妹合影

之子）、黄丹（杨金昇儿媳）成为杨氏骨伤科的继承人。第五代有杨旭飚（杨桂森之孙）正在学医。后辈中，有的在国有医院当医生，有的自己开专科诊所，都在各自的岗位上，传承杨氏伤科医术，造福一方百姓。2017 年，杨氏伤科被认定为湘潭市非物质文化遗产。

我自 1961 年起追随父母亲左右，学习和实践中医骨伤治疗理论和技术。看到父母亲接骨后所做的夹板包扎固定既稳固牢靠，又整齐美观，我暗下决心，一定要努力，好好学习，做得跟父母亲一样好。父母亲也经常教导、告诫我们，作为医

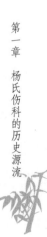

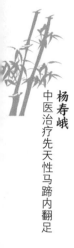

生：第一，要热心。对病人有仁爱怜悯之心，体恤病人疾苦，有钱没钱的都要热心救治，没钱的病人更要去帮助。第二，要用心。治病过程中一定要认真负责，想病人之所想，急病人之所急，专心致志，全心全意地治病救人。还要善于从细节中发现问题，找到新的解决办法，不断探索，创新求变。第三，要细心。治疗要严谨，考虑周全，注意细节，容不得半点马虎。例如，治疗骨折病人前，要备好所有要用的药物和器材，如适量的伤药、夹板、压垫、绷带、胶布等。接骨时，整复手法要稳、准、巧、轻、快，切忌暴力整复骨折。包扎固定患肢骨折部位时，要稳妥、准确、快速、流畅，做好患肢骨折部位伤药外敷、压垫夹板放置、绷带包扎固定等一系列动作。然后，还要仔细检查绷带绑扎的松紧度是否恰当。当病人看到医生手法正骨、外敷伤药与夹板包扎固定等一连串的治疗动作连贯娴熟、条理清晰、认真细致时，便会安心，情绪稳定，更信任医生，病也会好得更快。第四，要专心。他们总是教导我们，作为医者要做到心无旁骛，专心于自己的医术，多做事，多看书，多写字，多思考，从中悟出道理，不断提高自己的操作技术、理论知识和文化素养，更好地治病救人。父母亲要求我们每天晚上必须把白天治疗病人的经过和场景，像放电影一样在脑海中回忆、思考一遍，找出哪些有不足，哪些是处置恰当的，通过这样的方式不断积累经验、吸取教训，提高业务水平。第五，要恒心。做任何事都要能坚持，不能忽冷忽热，一曝十寒，遇到困难就退缩。从医也是如此，只要锲而不舍，有再大的困难也能克服。世上无难事，只怕有心人。

在实际工作中，父母亲很注重言传身教，总是一遍又一遍地做示范。他们救治病人时全神贯注、一丝不苟、热情细致的样子，给我们留下了深刻的印象，为我们树立了榜样。他们反复跟我们讲，救治骨折病人时，接骨与包扎这两个步骤都非常重要。他告诫我们，接骨时一定要注意提前把接骨所需用的外敷伤药、夹板、绷带、棉花压垫等准备好；整复手法要柔和轻巧迅速；不要强行重力牵拉骨折患肢。骨折正骨整复后包扎时，压垫夹板要放置准确，包扎要稳妥牢固。虽然骨折经整复达到了解剖对位，如果没有稳妥牢固的夹板包扎，仍可能会出现骨折移位。骨折整复得再好，如果没有稳、准、轻、巧的外固定，治疗效果也不一定理想。

从治疗理念上，父亲强调，伤科医生看伤科病人，不能仅仅局限于患者身体上的损伤，而是要遵照中医整体观念辨证论治，既要看受伤之处，同时也要注意看病人整体的身体状况。病人如果身体有其他问题，就必须整体施治。我们是伤科医生，但不能认为自己只是伤科医生，以为只要给病人开出内服活血祛瘀的中药，接上骨头外敷伤药、夹板固定就完成了治疗，就万事大吉了，这是不行的。因为很多患者受伤后，一般来说，大都有畏寒怕冷的现象，有的还有风、寒、湿、热之象，或还有痰和瘀。在治伤时，医生必需把风、寒、湿、热、痰、瘀和损伤分主次、分标本进行治疗，同时还要考虑病人的年龄大小、体质强弱、性别差异、病情轻重，甚至气候环境不同等因素辨证施治。

在学徒期间和独立行医过程中，我一直秉承父亲的治疗理念，用手法正骨、夹板外固定、内服中药等方式治疗了很多骨伤病患者，并通过较长时间的临床案例的锻炼，逐渐积累起中医正骨和骨伤及内科疾病的治疗经验，不断熟练和提高了自己骨伤科的诊疗能力和技术水平。

第二章　杨氏中医正骨的历史案例

第一节　父母案例举隅

父母亲行医几十年，通过中医整体观念辨证论治，用内服外敷、手法正骨与夹板固定相结合的治疗方法，取得了较好的疗效。下列 8 例历史病例，可供参考。父母亲所录医案均保持原貌，药物剂量为钱两制，未换算成克制。

病例 1　曾某，男，40 岁，湘潭县易俗河镇农民。

患者于 1952 年 3 月 18 日上午 8 时许，因头晕不慎跌倒而致右胸肋部受伤，当时即有严重痛感，自敷草药治疗。第 2 天感觉畏寒怕冷，咳嗽吐痰，咳时欲吐，胸肋部疼痛加重。现因胸肋部疼痛 3 天就诊。

初诊（1952 年 3 月 21 日）：症见患者面容痛苦，咳嗽气喘，尤其是咳嗽时就要吐痰，并感到咳时右胸肋部更加疼痛。身感发热，睡觉不能翻身，若翻身更痛，难以入睡。检查见右胸肋部与上腹部胀满，压之痛甚，大便结，小便黄。脉弦数，苔白厚腻，舌紫暗。处治：予以右胸肋部外敷伤药，内服五积散加白豆蔻 3 剂。嘱避免受风寒，宜保暖，清淡饮食，注意休息。

二诊（1952年3月23日）：经内服中药和胸肋部外敷伤药后，病情显著好转，患者自述右胸肋部胀痛减轻，咳嗽气喘欲吐与腹部胀满均已消失，二便正常。续服原方加三七（磨，兑服）、骨碎补、续断，4剂。右胸肋部调换外敷伤药。

三诊（1952年3月27日）：经上治疗，诸症消失，已告病愈。嘱患者在近期避免受风寒湿热，饮食清淡平衡，适当运动，保养身体。

【按语】患者初因外伤致病，用发汗解表、温中散寒之品以除内外之寒，并佐以燥湿健脾、理气化痰药物，则气机宣通，痰湿消除，而脾运得健。诸症均可解除。由于本方能行气止痛，活血祛瘀，强筋壮骨，故使右胸肋伤速效而愈。因此，父亲强调说："无寒不成伤，治先必祛寒。"临床治疗，看到病人受伤只治伤是不对的，其并发的内科病不能忽视，要从中医学整体观念出发，认真分析病证寒热虚实，辨证施治。此患者受伤后气血瘀滞，不通则痛，复感风寒湿邪，卫阳被伤，温煦失司，故见畏寒；外邪束表，经脉受邪，经气不利，带脉不通，加之外伤致气血瘀滞，故见身痛，右侧胸肋部胀痛难忍；肺为娇脏，易受外邪，风寒瘀阻，肺失宣降，肺气壅阻胸中，故见咳嗽，吐痰，气喘；寒为阴邪，易伤阳气，脾阳受损，湿困中焦，运化失司，故见胸满，恶食欲吐；肺与大肠相表里，肺气不降，腑气不通，故而腹痛，便结。治疗上予五积散加味，方中麻黄、白芷发汗解表，祛风止痛；干姜、肉桂温中散寒止痛；苍术、厚朴燥湿健脾，消痰下气除满；半夏、陈皮、茯苓燥湿化痰，理气健脾，利水渗湿；桔梗、枳壳宣肺祛

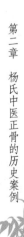

痰，理气宽胸；川芎、赤芍、当归行气活血养血；白芍、甘草柔肝止痛；白豆蔻化湿行气，温中止呕。全方解表散寒，行气除湿，化痰消积，活血止痛，使外寒驱散，内湿得化，脾运得健，瘀血消散，肺气宣通而诸症均愈。

病例 2　谢某，男，28岁，湘潭市房管所建筑工人。

患者于 1952 年 6 月 2 日下午 3 时许在屋顶上检查瓦片时不慎摔下而致腰部受伤。当时腰部疼痛不能动，送湘潭地区人民医院急诊，经检查为腰椎第一椎体压缩性骨折，并收住院治疗。经抗炎、镇痛、补液等对症治疗，现因腰部跌伤肿胀疼痛不能活动 5 天，经朋友介绍抬来杨氏伤科诊所就诊。

初诊（1952 年 6 月 7 日）：腰肌两侧压痛明显，不能翻身等自主活动；腹部胀满，疼痛拒按，按之坚硬；双下肢屈伸活动尚可。不欲食，口干口苦，腹部胀痛，大便 5 天未通，小便黄，脉沉弦，苔黄燥厚。处治：内服大承气汤合黄连解毒汤加牛膝、续断、砂仁（后下）、法半夏、茯苓皮、三七（磨，兑服）、延胡索，3 剂。腰部予以伤药外敷，卧硬板床。一周后，腰部垫小垫枕（小垫枕宽 6cm，长 50cm，垫腰仰卧），卧床休息。避免受风寒，宜保暖。

二诊（1952 年 6 月 10 日）：患者诉，经内服中药和外敷伤药后，病情显著好转，腰部肿胀疼痛较前消减，腹部胀满疼痛消失，能进食，大便通畅，小便清长。上方续服 4 剂。调换外敷伤药。

三诊（1952 年 6 月 14 日）：患者诉，腰部肿胀疼痛较前消减，腰部能翻侧身体。饮食正常，二便调。调换内服药为血府逐瘀汤，加乳香、没药、续断、骨碎补、三七（磨，兑服）、丹参，内服 7 剂。调换外敷伤药。

四诊（1952 年 6 月 21 日）：经内服中药、外敷伤药后，能坐、能自主行走，但感腰部有点酸胀不适，其他不适症状均好转。上方减桔梗、柴胡、枳壳、甘草，加广木香、狗脊、杜仲、补骨脂，内服 7 剂。继续调换外敷伤药。

五诊（1952 年 6 月 28 日）：患者诉称，经内服上药和外敷伤药后，腰部酸胀感消失，现精神好，能吃、能喝、能睡，活动、行走正常，并且感到活动、行走有力量。处治：调服八珍汤加续断、骨碎补、狗脊、杜仲、补骨脂、黄精、三七（磨，兑服）、丹参、广木香，内服 7 剂。调换外敷伤药。诸症均愈。

【按语】患者腰部受伤而致腰椎第一椎体压缩性骨折，腰腹相连，气机郁滞，郁而化热，瘀热内结，腑气不通，故大便秘结不通，频转矢气，脘腹痞满胀痛；燥屎结聚肠中，则腹拒按，按之坚硬；热伤津液，故口干口苦；里热下移小肠，故小便黄赤；苔黄燥厚，脉弦，为阳明腑实之征。故初以峻下热结、泻火解毒、活血化瘀之法釜底抽薪，急下通腑，保养气阴，方用大承气汤合黄连解毒汤加牛膝、砂仁、法半夏、茯苓皮、三七、延胡索。方中大黄苦寒通降，泄热通便，荡涤胃肠湿热积滞；芒硝咸寒润降，泻热通便，软坚润燥，以除燥坚；厚朴下气除满；枳实行气消痞；黄芩、黄连、黄柏清泻上、中、下焦之火；栀子清泄三焦之火，导热下行；牛膝活血通经，补肝肾，强筋骨，引血下行，如《备急千金要方》中记载的牛膝汤，主治跌打损伤、腰膝瘀痛，与续断、乳香、没药、当归等药同用；陈皮、半夏、茯苓皮燥湿健脾和胃；三七、延

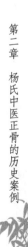

胡索活血止痛。四、五诊祛邪扶正固本，四诊加用补肾强骨，五诊则以八珍汤加续断、骨碎补、狗脊、广木香、杜仲、补骨脂、黄精、三七培补气血活血，补肾强筋壮骨。本病例体现了中医骨伤分期辨证施治的理念。

病例 3 周某，女，34 岁，湘潭县姜畲镇金陵村 6 组农民。

患者于 1953 年 6 月 2 日挑担红薯时不慎坠入一个旱井下，当时左胸肋部疼痛剧烈，不能讲话、呼吸和走路。当地同乡立即将她送往湘潭地区人民医院急诊，经照片诊断为左侧第 6、7、8、9 肋骨骨折，收住院治疗。该院采用肋部固定，消炎、镇痛、补液等对症治疗，病情好转，因家庭经济困难，住院一周后出院。现左侧肋骨骨折疼痛活动受限 6 天，经人介绍来到杨炳南医师诊所治疗。

初诊（1953 年 6 月 8 日）：患者病重，路程遥远，安排暂住在诊室治病。检查见：患者面容痛苦，精神差，面色黄，形体消瘦，左侧肋部青紫瘀肿、拒按，不能平卧，只能依靠坐睡，眠差。伴有咳嗽、气喘、痰多、纳少，二便可。脉弦细，苔黄燥。予以外敷伤药和杉树皮穿连形小夹板外固定肋部，拟复元活血汤加枳壳、桔梗、法半夏、砂仁、杏仁、延胡索等，内服 3 剂。

二诊（1953 年 6 月 10 日）：患者诉，经外敷伤药和杉树皮穿连形小夹板外固定肋部，内服中药，病情明显好转。左肋部疼痛明显减轻，咳嗽气喘痰多较前减轻，食增，二便调。处治同上，肋部调换外敷伤药和继续采用杉树皮穿连形小夹板外固定肋部，内服上方 4 剂。

三诊（1953 年 6 月 14 日）：患者诉，经外敷伤药与杉树皮穿连形小夹板外固定肋部，内服中药，病情较前好转。左肋部青紫瘀肿消失，痛减轻，咳嗽气喘痰多症状较前减少，昨晚能躺下睡觉，精神、饮食好。处治：左肋部调换外敷伤药加杉树皮穿连形小夹板外固定治疗，续上方减杏仁，加茯苓、白芍、党参、川芎、三七（磨，兑服）等中药，内服7剂，并于当天回家休息与治疗。嘱7日后复诊。

四诊（1953年6月21日）：患者诉，回家后按照以上方法继续治疗，现左肋部稍有点儿痛感，翻身时疼痛稍微增加。饮食、睡眠均好，二便可。检查左肋部，按压无明显痛感，脉平缓，苔薄白。续服上方去穿山甲、红花、桃仁、大黄，加川芎、白芍、生地黄、骨碎补、续断、杜仲、茯苓、党参。调换外敷伤药，继续杉树皮穿连形小夹板外固定肋部。嘱在家里注意休息，饮食清淡，保暖，避免感受风寒湿。7天后复诊。

五诊（1953年6月28日）：患者的婆母陪同复诊，这位婆母高兴地说："杨医师，她六根肋骨骨折只治疗了三周就奇迹般地好了，现在她精神好，吃饭好，睡觉也好，行走都正常。谢谢您，现在我想请您帮我媳妇治个旧疾。她嫁到我们家已经十多年了，一直没怀上小孩，我们全家人很着急，因为我们老了，想抱个孙子。她平素不爱讲话，很内向，月经不准，一直不正常，月经血色黑、量少，行经前烦躁、乳胀。我们全家人想她生个孩子，就像盼星星、盼月亮一样。"

我父亲听了这些话后，便答应了这位婆母的要求。于是，他从中医整体观念出发，望诊发现患者为瘦弱之体，便问她平时有哪些毛病。患者诉：经常感到头晕目眩，月经前胸胁胀痛，情志抑郁不想讲话，倦怠疲乏，不欲饮食，月经量少、色暗，月经先后无定期，寐差。再诊见患者舌紫、苔薄黄，脉弦。拟开郁种玉汤：白芍（酒炒）一两，香附（酒炒）三钱，当归（酒洗）五钱，牡丹皮（酒洗）三钱，白术（土炒）五钱，茯苓（去皮）三钱，天花粉二钱，加柴胡二钱，尾参六钱，瓜蒌三钱，桔梗三钱，丹参五钱，天麻（后下）三钱，砂仁（后下）三钱，法半夏三钱。内服7剂。服药后，头晕目眩、倦怠疲乏、胸胁胀满等症状明显减轻。上方加红花三钱，三七（磨，兑服）六钱，酸枣仁（碎）六钱，骨碎补三钱。内服7剂。

六诊（1953年7月5日）：经内服上药，胸胁胀满、情志抑郁症状已基本消失，精神好，睡眠好，饮食好，肋骨痛感消失，左肋骨骨折已愈合。上方加续断六钱，杜仲五钱，补骨脂五钱。再服7剂。

七诊（1953年7月12日）：服完药后，正遇月经来潮，没有经前不适反应，感到心情舒畅，精神、饮食、睡眠都好，经来色红量多。经以上治疗，诸症均愈。

一年后，婆母和媳妇抱着一个小男孩前来报喜讯。婆婆代述患者病治好后，每月行经正常，身体健康，第3个月便怀孕。第2年生了一个3.5kg重的男孩。数年后，患者的邻居讲其连续生了仨男孩和两个女孩，身体一直很健康，在农村肩挑手提样样能做，全家都很高兴，人也变得很和蔼。

【按语】本骨折病例在骨折经治疗快愈时，从中医整体观念出发，辨证施治，找出不孕的病因。患者主要是因肝气郁结，同时亦有阴血不足，则肝木不条达而作郁。情志不遂，心气亦郁，肝之郁气凌脾，而致肝火脾土两脏互伐，致元精郁闭，其症可见月经先后无定期，量多少不一，经前乳房胀痛，胸胁不舒，情志抑郁，倦怠疲乏，不欲饮食，脉弦，舌红苔薄，故不能受孕。拟开郁种玉汤主之，方中以牡丹皮泄肝胆郁热；白芍敛肝阴而藏血，并善能平肝畅木；当归、白术补血扶脾以遂统血之权；茯苓宁心益志，并能渗湿利水运中；香附能从气入营，宣五志之郁；天花粉解郁除烦，能旁通五脏之隔，以醒诸窍。

患者骨断筋伤，血离经脉，气滞血瘀，全身的病症得到了治疗，前期予以活血祛瘀、强筋续骨、培补气血之中药内服。后期对于不孕症予疏肝解郁，培补气血，补益脾肝肾，将新伤老顽疾一并治疗，达到了气血平和，阴阳平衡，健脾养胃，肝畅肾强，筋顺骨正，诸症均愈。

病例 4　周某，女，52 岁，湘潭市百货店服务员。

患者于 1953 年 4 月 11 日站在板凳上取木箱（木箱放有重物），不慎被木箱撞击头部，当时倒地不省人事 20 多分钟，送至湘潭地区人民医院急诊。诊断结论为：脑震荡，头皮血肿。予以止血、镇痛、补液对症治疗半个月好转出院，但仍感眩晕、头痛、精神疲惫、烦躁、失眠、噩梦、口苦、纳差，大便结，小便黄。经人介绍来诊。

初诊（1953 年 4 月 26 日）：症见患者面红耳赤，头额部右侧发际处稍肿色暗、压痛，舌红，苔黄燥厚，脉弦。处治：头部外敷伤药，内服天麻钩藤饮加味，药用天麻、钩藤、生决明、栀子、黄芩、川牛膝、杜仲、益母草、桑寄生、夜交藤、朱茯神，加川芎、赤芍、当归，内服中药 4 剂。嘱患者心态要平衡，饮食要清淡，避免受风寒，宜保暖。

二诊（1953 年 4 月 30 日）：经外敷内服中药病情显著好

转，头痛消失，精神疲惫与眩晕、烦躁减轻，饮食增加，二便调。上方继服 5 剂，调换外敷伤药。

三诊（1953 年 5 月 5 日）：眩晕、头痛、头额肿胀均消失。睡眠好，饮食好，脉微弦细，苔薄黄。上方减去茯神、夜交藤、山栀，加党参、丹参续服 7 剂，头部调换外敷伤药。

四诊（1953 年 5 月 12 日）：眩晕、头痛、噩梦均已消失，精神、饮食、睡眠均好，二便调。上症消失，诸症已愈。

嘱继服上方 3 剂以巩固疗效，避免受风寒，注意保暖。

【按语】患者头部受伤后，筋脉受损而久久未愈，以致瘀而化热，肝风内动上扰。《素问·至真要大论》有"诸风掉眩，皆属于肝"之说，指出眩晕可因肝风内动而发生。《河间六书》认为是风火为患，有"风火皆阳，阳多兼化，阳主乎动，两阳相搏，则为之旋转"的论述。又《景岳全书》有"无虚不能作眩"之说，在治疗上认为"当以治虚为主"。这些理论从各个不同角度阐述了眩晕的病因病理。本病症正是由肝肾不足，肝阳偏亢，生风化热所致。肝阳偏亢，风阳上扰，故头痛、眩晕；肝阳有余，化热扰心，故心神不安、失眠多梦等。证属本虚标实，而以标实为主，治以平肝息风为主，佐以清热安神、补益肝肾之法。方中天麻、钩藤平肝息风，为君药。石决明咸寒质重，功能平肝潜阳，并能除热明目，与君药合用，加强平肝息风之力；川牛膝引血下行，并能活血利水，共为臣药。杜仲、桑寄生补益肝肾以治本；山栀、黄芩清肝降火，以折其亢阳；赤芍散瘀，活血止痛，泻肝清热；益母草合牛膝活血利水，有利于平降肝阳；夜交藤、朱茯神宁心安神，均为佐药。川芎为血中之气药，是上行头目，治头痛要药。李东垣言：

"头痛须用川芎。"以活血行气，祛风止痛，当归活血补血，川芎、当归合赤芍加强散瘀活血，行气止痛。川牛膝合川芎、当归加重活血、行气、止痛作用。诸药合用，共成平肝息风、清热凉血、活血祛瘀、补益肝肾之剂。

病例 5　刘某，男，76 岁，湘潭市搬运公司工人。

患者于 1953 年 10 月 2 日行走时不慎绊倒，撞在桌子上，当时呼吸困难，疼痛难忍，即到湘潭地区人民医院急救，经拍片检查见：左侧第 4、5、6 肋骨骨折，收住院治疗 7 天，但左肋部及后肋部仍然疼痛，不能侧翻身体，一直咳嗽，吐稠痰，不欲饮食，后经人介绍来诊。经检查见：患者精神萎靡不振，咳嗽气喘，左侧肋部有 5×2cm 大小的青紫块，左侧肋部肿胀压痛明显。脉弦滑，舌苔白腻厚，舌胖大厚，舌边缘齿痕，舌质与舌下系带瘀紫。经问诊，患者讲："患有气管炎，咳嗽吐痰的毛病已十多年了，除伏天稍好点儿外，其他时间都难受，尤其是感冒受风寒后病情更重，每天早晨咳嗽不停，要吐十多口黄色稠痰，全身感到乏力。这次受伤正遇上寒冷的冬天，咳嗽时左边肋部更加疼痛，胸肋部胀闷、咳不动，胃胀，口无味，不欲饮食，大便溏，小便黄。"

初诊（1953 年 10 月 9 日）：根据既往病史，治疗左侧第四、五、六根肋骨骨折。又因长年咳嗽，痰湿蕴肺，根据中医整体观念辨证论治，考虑气候与病程较久，宜先治标后治本。因损伤肋部导致多根肋骨骨折，出现了筋骨损伤，血离经脉，初期治以清热解毒，燥湿化痰，理气止咳，活血祛瘀止痛。方药：拟二陈汤合桃红四物加味，药用半夏、橘红、茯苓、炙甘草、桃仁、红花、川芎、当归、赤芍、生地黄、苏子、白芥子、莱菔子、杏仁、砂仁（后下）、川朴、黄芩、栀子、延胡索、三七（磨，兑服）。左肋部外敷伤药加杉树皮夹板外固定，然后用纱布绷带包扎稳妥。内服中药3剂。卧床休息，避免受风寒湿，清淡饮食。病情中后期治疗以培补脾胃、补养气血、补肺肝肾之中药以强壮筋骨达到筋顺骨正。

二诊（1953年10月12日）：经上治疗，病情明显减轻。左胸肋部胀闷、疼痛较前减轻，呼吸较前平缓，早晨咳嗽减少，黄稠痰较前减少，感觉精神好些，胃脘部胀消失，感到胃口好些，能进点儿饮食。上方继续内服5剂，调换外敷伤药加杉树皮夹板外固定。

三诊（1953年10月17日）：患者经上治疗，左胸肋部胀闷与疼痛感较前减轻，呼吸较前平和，早晨咳嗽次数减少，黄稠痰较前减少，感觉精神又好些，食欲已好，饮食基本正常。上方减去苏子、白芥子、莱菔子、炙甘草、川朴，加瓜蒌、薤白、续断，继续内服5剂，调换外敷伤药加杉树皮夹板外固定。

四诊（1953年10月22日）：经以上治疗，左胸肋部胀闷感消失，左胸肋部按压时已无明显痛感，胸肋部向两侧活动已正常。呼吸较前平和，早晨咳嗽次数减少，黄稠痰较前也减少，精神好，饮食基本正常，二便正常。根据病情调换和营止痛汤加骨碎补、续断、杜仲、丹参、黄芪、浙贝，内服中药7剂，调换外敷伤药加杉树皮夹板外固定。

五诊（1953年10月29日）：经以上治疗，左胸肋部胀痛基本消失，胸肋部向两侧活动好。呼吸基本正常，早晨已不咳嗽，偶尔吐黄稠痰一两口，感觉精神好，饮食正常，二便调。上方续服七剂，左肋部调换外敷伤药，当日拆除夹板。

六诊（1953 年 11 月 5 日）：经以上治疗，左胸肋部胀痛消失，按压肋骨骨折已愈合。呼吸基本正常，早晨已不咳嗽，基本没有黄稠痰。感觉精神好，饮食正常，二便调。患者经内服中药和伤药外敷夹板包扎固定治疗，肋骨骨折已愈合，长年的气管炎咳嗽吐痰诸症已愈。再续上方 7 剂，外敷伤药。建议回家后饮食清淡，注意休息，适当活动，避免受风寒湿，宜保暖。建议经常内服百合、白果、莲子、雪梨润肺补肺。

【按语】患者年老且久患咳嗽，病久肺脾肾三脏亏虚，"脾为生痰之源，肺为储痰之器"，痰湿蕴肺，加之肋骨骨折，胸肋部气滞血瘀，气机不畅，肺失宣降，故见咳痰气喘、胸痛；痰湿中阻，脾虚湿困，故胸闷、胃胀、纳差、大便溏；脾主四肢肌肉，湿邪阻滞脾胃，脾胃运化不畅，肌肉失养，故乏力；舌胖大厚，边有齿痕，苔白腻厚，舌质、舌下系带瘀紫，脉弦滑，为脾虚痰湿内盛、瘀血阻滞之证。首诊以燥湿化痰、理气止咳、活血祛瘀为法，方拟二陈汤合桃红四物汤加味，方中半夏、茯苓燥湿化痰，橘红、甘草理气和中，加砂仁、厚朴增强健脾燥湿化痰之力，白芥子温肺化痰、利气散结，杏仁、苏子、止咳平喘，莱菔子消食除胀、降气化痰，诸药合用降气化痰止咳。桃仁、红花、川芎、当归、赤芍活血化瘀、行气止痛，生地黄清热凉血、养阴生津，三七、延胡索行气止痛、活血祛瘀生新；栀子、黄芩二味泻火除烦、清热利湿、凉血止血解毒，黄芩配半夏治肺热咳嗽痰多。上药合用，伤科初期用凉血止血解毒、活血祛瘀止痛、燥湿化痰之品清热化痰，宽胸通阳散结，行气导滞，理气和中，增强健脾燥湿化痰之力，泻火除烦，清热利湿，凉血止血解毒，活血化瘀，行气止痛。中后期以骨碎补、续断、杜仲、丹参、黄芪诸药以强筋壮骨、培补脾胃、补气养血、补益肝肾固其本。

因此，对肋骨骨折病人伴有内科疾病的，一定要整体辨证施治用药，病情恢复得更快，疗效会更好。

病例 6　彭某，男，36 岁，湘潭市运输车队工人。

患者于 1953 年 3 月 10 日下午 2 时许拖板车，在下坡时不慎滑倒而致左脚扭伤，当时左脚外侧表皮擦破，渗了点血，红肿疼痛，跛行。当日夜间感左脚灼热疼痛而醒，难以入睡。次日早晨起床，左脚红肿灼热疼痛加剧，脚不能着地站立与行走，疼痛难忍，伴有发热口干心烦，大便结，小便黄。现因左脚红肿疼痛不能行走 1 天由家属背来就诊。

初诊（1953 年 3 月 11 日）：痛苦面容，精神差，左脚外踝表皮擦伤、渗血、红肿灼热压痛，不能着地行走，按压局部无明显骨折征象。脉弦数，舌苔黄燥厚。拟清热解毒、凉血止血、活血祛瘀之中药，内服 3 剂。方药：黄连解毒汤合桃红四物汤加味，黄连、黄芩、黄柏、栀子、大黄（后下）、金银花、野菊花、蒲公英、桃仁、红花、川芎、当归、赤芍、生地黄、枳实、茯苓皮、砂仁（后下）、法半夏。内服中药 3 剂。外治予以清洗左脚外踝表皮擦伤，并上末药（自制）；用凉血止血、消肿止痛的伤药外敷于外踝红肿灼热处。

二诊（1953 年 3 月 14 日）：经以上治疗，左脚踝关节外踝表皮擦伤已无渗血，局部红肿灼热压痛较前消退。左脚着地站立。饮食、睡眠好，大便一天排泄 3 ～ 4 次，小便畅。脉弦，苔薄黄。续服上方 3 剂。左脚表皮擦伤处上末药，外踝续用凉血止血、消肿止痛的伤药外敷。

三诊（1953年3月16日）：患者诉，经内服中药与外敷伤药后，患肢红肿消退，疼痛较前减轻，擦伤处已结痂，饮食好，睡觉好，能行走，大便一天排泄2～3次，小便畅通。上方减去黄连、大黄（后下）、黄柏、栀子、野菊花、金银花、茯苓皮，加牛膝、续断、乳香、没药、茯苓，续服3剂。外踝继续用伤药外敷消肿止痛。

四诊（1953年3月19日）：患者诉，经内服中药与外敷伤药，左脚红肿灼热疼痛基本消失，能站立行走，精神、睡眠、饮食均好，二便调。内服桃红四物汤加牛膝、续断、黄芪、茯苓、白术等中药3剂。外敷伤药。三诊瘀痛消退，减去清热解毒之药，四诊改用八珍汤加牛膝、续断、杜仲、山药、薏苡仁、广木香等药，3剂，诸症已愈。

【按语】患者受伤后，感受风寒，表皮擦伤，血离经脉，筋脉受损，瘀血阻滞，血脉不通，郁而发热，因此患者出现左脚红肿灼热疼痛难忍，发热口干心烦，大便结，小便黄。热扰心神则不能入睡。如果病情进一步发展，瘀血热郁化火，则可致伤处化脓，血败肉腐，故首次治以凉血止血、清热解毒、活血祛瘀，方选黄连解毒汤合桃红四物汤加味，并加用五味消毒饮中金银花、野菊花、蒲公英加重清热解毒之效，红肿热痛消退。三诊减去清热解毒之品，加用牛膝引经药并引药下行，同时又活血祛瘀并补益肝肾，茯苓、半夏健脾燥湿，瘀去湿利，故肿痛消减。三诊后瘀痛消退，四诊改用八珍汤加牛膝、续断、杜仲、补骨脂、山药、薏苡仁、广木香等药，健胃补脾，补养气血，滋补肝肾，故得痊愈。本病例初期以祛邪为主，后期以扶正为要，体现了中医辨证论治的观念。

病例7　胡某，女，38岁，湘潭市百货店服务员。

患者于1957年8月7日8时许平地滑倒而致左手撑地，当即疼痛难忍，爬起来后看到手腕变形且左手腕和手指都不能动，立即送至地区人民医院急诊，给予照片检查发现：左桡骨远端骨折，远折端向背侧移位，向掌侧成角。经同事介绍，因左手跌伤肿痛不能活动3小时来湘潭市中医院就诊。

初诊（1957年8月7日）：经检查，症见患者面色苍白，面容痛苦，形体消瘦。即予手法牵拿患肢，以轻、巧、准、快的摸、接、端、提、挤、按手法正骨后，外敷伤药加杉树皮小夹板外固定，患者当即疼痛减轻，手指能握拳，能伸指活动。予拟桃红四物汤加大黄、栀子、法半夏、砂仁（后下）、桂枝、茯苓、延胡索、三七（磨，兑服），内服中药5剂。嘱咐患者在家里做握拳活动，避免受风寒，宜保暖。

二诊（1957年8月9日）：检查发现患肢手背稍肿，手指能屈伸活动，握拳好。

三诊（1957年8月12日）：患者诉患肢疼痛较前减轻，肿胀较前消退，手指活动好。继服上方中药5剂，调换外敷伤药加杉树皮小夹板外固定。

四诊（1957年8月17日）：患者诉患肢肿胀疼痛较前消退，手指活动好，可以用力握拳。桡骨远端骨折已稳定。调换外敷伤药加杉树皮小夹板外固定，内服上方减去大黄、栀子、红花，加杜仲、续断、骨碎补，5剂。

五诊（1957年8月22日）：经外敷伤药加杉树皮小夹板外固定，内服中药，患肢肿胀疼痛较前减轻，感到左手能用力握拳，可伸指活动，桡骨远端骨折基本愈合，调换外敷伤药加杉树皮小夹板外固定，续服上方中药4剂。

六诊（1957年8月27日）：经外敷伤药加杉树皮小夹板外固定，桡骨远端骨折已愈合，患肢肿胀疼痛消退，左手能做用力握拳与伸指运动。患肢调换伤药加夹板外固定，内服上方中药5剂。

七诊（1957年9月1日）：患者诉，经外敷伤药加杉树皮小夹板外固定，内服中药，手有力量，手腕手指屈伸活动好，能端饭碗吃饭，睡眠、饮食好。续上方加党参、黄芪，内服7剂。

八诊（1957年9月8日）：患者诉，左手骨折经治疗1个月已愈合，腕指关节屈伸活动好。患者又说，胸脘痞闷不适已有3年多，精神疲乏，四肢无力，形体消瘦，饮食不化，大便不成形，每天大便二三次，继续请求治疗。辨证分析，患者证属脾虚湿盛，脾胃虚弱，纳运乏力。可见舌淡苔白腻，脉虚缓。治宜益气健脾，渗湿止泻。药方以参苓白术散为主，内服7剂。

九诊（1957年9月15日）：患者诉，服药后明显较前好转，精神好些，疲乏无力减轻，胃脘不适已消失。上方既效，继以原方7剂。

十诊（1957年9月22日）：服上药后，病症基本消失，现大便已成形，每天一次，以巩固疗效，继原方7剂。诸症均愈。

【按语】本例患者胃痛为临床常见疾病，以胸脘痞闷不适反复发作为主症，多由于脾虚湿盛所致。脾胃虚弱，纳运乏力，故饮食不化；水谷不化，清浊不分，故见肠鸣泄泻，便次

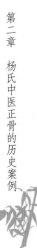

增多；湿滞中焦，气机被阻，而见胸脘痞闷；脾失健运，则气血生化不足，肢体肌肤失于濡养，故四肢无力、形体消瘦、面色萎黄；舌淡，苔白腻，脉虚缓皆为脾虚湿盛之象。治宜补益脾胃，兼以渗湿止泻。方中人参、白术、茯苓益气健脾渗湿为君药。配伍山药、莲子肉助君药以健脾益气，兼能止泻；并用白扁豆、薏苡仁助白术、茯苓以健脾渗湿，均为臣药。更用砂仁醒脾和胃，行气化湿，是为佐药。桔梗既能宣肺利气，通调水道，又能载药上行，培土生金；炒甘草健脾和中，调和诸药，共为使药。综观全方，补中气，渗湿浊，行气滞，使脾气健运，湿邪得去，则诸症自除。

病例 8 张某，男，42 岁，益阳市碱厂供销员。

患者出差到湘潭谭家山煤矿，于 1961 年 6 月 8 日下午 1 点左右行走时，不慎被一辆拖煤炭的大汽车撞倒并被车轮轧在左腿上，患者倒在地上，左腿破皮流血，当时晕迷数十分钟，由同事立即送至湘潭地区人民医院（现湘潭市中心医院）急救。该院予以清创缝合，初步包扎固定，予以左腿照片见：左胫腓骨开放性粉碎性骨折，双胫腓骨远折端向内移位成角，多块碎骨片向内移位分离。因病情严重，骨科马上会诊讨论。讨论意见：左胫腓骨开放性粉碎性骨折，碎骨片太多太碎手术治疗也难以钢板固定，只能作切肢治疗。患者听到这个治疗方法后说："少了条腿行走不方便，今后的供销工作搞不成了。"边哭边说不如不活了。该科主任考虑患者不接受手术截肢治疗，也很同情这位患者，就推介患者到湘潭市中医医院找杨炳南医师治疗。患者被抬来湘潭市中医医院，父亲接诊了这位严重病人并收住院治疗。

初诊（1961年6月9日）：检查见左小腿多处破皮流血，小腿基本上由煤炭染成了黑色，小腿高度肿胀，四周皮肤肌肉破裂了约8%，并见一块碎骨片暴露在皮肤外面。见左腿骨折损伤及煤污程度严重，无法着手施治，当即清洗伤口，主要是用老茶叶加适量盐，用开水浸泡，冷却后轻柔地、慢慢地清洗患腿上的煤炭和渗出的血液，再用生理盐水、酒精、过氧化氢清洗患腿伤口。因胫腓骨粉碎性开放性骨折，伤口面积大，又有多处（9处）破皮破肉的伤口，医生小心翼翼地用棉球清洗多处渗出黑色瘀血的伤口，先清除黑色煤炭，然后上末药，再覆盖好敷料。骨折的远端与近端均外敷三黄散，小腿的内外侧各放一块杉树皮夹板夹在两边包扎固定，将伤口暴露着。我父母亲每天给伤者换药一两次，并根据病情辨证论治。证属骨断筋伤，血离经脉，肌肤破损，皮肤不洁，感受毒气，以致阻塞经络，气血瘀滞。为预防性控制病情恶化，防止感染化脓，肌肉腐蚀，故采用凉血止血、清热解毒、活血祛瘀之中药内服。拟黄连解毒汤、五味消毒饮合桃红四物汤加减，去紫花地丁、紫背天葵子，加大黄、砂仁（后下）、法半夏、茯苓皮、枳实，药用黄连、黄芩、黄柏、栀子、大黄（后下）、金银花、野菊花、蒲公英、桃仁、红花、川芎、当归、赤芍、生地黄、砂仁（后下）、法半夏、茯苓皮、枳实、延胡索，内服中药3剂。每天1剂，分上午、下午各1次。伤口外用止血定痛生肌散：乳香（去油净）、没药（去油净）、龙骨、血竭、黄丹（飞过）、香白芷、软石膏（煅去火毒）、潮脑，共研为细末，每以掺伤口，消肿止痛生肌。每天一两次伤口换末药和外敷伤药与夹板外固定。

二诊（1961年6月10日）：病情如前，无明显变化，患肢高度肿胀疼痛、渗血。

三诊（1961年6月11日）：病情如前，患肢高度肿胀疼痛，较前渗血减少，上方继续内服中药3剂，每天坚持一两次伤口换末药和外敷伤药和夹板外固定。

四诊（1961年6月12日）：治疗第4天，查病房时，见患者精神状态较前好转，患肢仍然高度肿胀，疼痛稍减，患肢黑色煤炭较前消退少许，伤口有2处渗血减少。每天继续伤口换末药加夹板外固定和外敷伤药。内服3剂中药等治疗。

五诊（1961年6月15日）：经上述治疗，患肢肿胀较消退，疼痛减轻，脚趾稍微能动。每天继续伤口换末药加夹板外固定和外敷伤药等治疗。内服上方中药5剂。

六诊（1961年6月19日）：患肢小腿黑色煤炭与肿胀又较前消退，疼痛减轻，皮肤有3处伤口已无渗液，脚趾与膝关节能慢慢地屈伸活动。父亲考虑到胫骨、腓骨粉碎的骨片无法分开整复成为胫骨与腓骨两根骨头，只能将胫骨、腓骨两根骨头合在一起整复，形成一根骨头，将来伤者还可以走路。于是，父亲将自己的想法与患者商量，并征求患者的意见。患者回答："我的腿只要能走路，是您救我的腿，要怎样治就怎样治，我都同意。"于是，父亲就和母亲曾惠兰配合，施以轻柔和巧、准、稳、快的手法，将胫腓两根骨头与碎骨片合成为一根骨头，整复好后，采用四块夹板从四面绑扎好，留出换药的伤口。就这样，胫腓骨两根骨头合在一起生长，将膝关节与踝关节整复好。每天继续伤口换末药加夹板外固定和外敷伤药。内服上方5剂。

七诊（1961年6月24日）：患肢肿胀较前消退，疼痛较前减轻，小腿黑色煤炭又较前消退甚多，皮肤伤口又有两处肉芽组织形成，左胫腓骨骨折整复后较稳定，脚趾伸屈活动正常，左膝关节伸屈活动较好。每天继续伤口换末药加夹板外固定和外敷伤药。续服上方减黄连、大黄（后下）、野菊花、蒲公英，加黄芪、乳香、没药、川牛膝、续断、丹参三七（磨，兑服），内服7剂。

八诊（1961年7月1日）：患肢肿胀消退，小腿黑色煤炭已经基本消退，有两处伤口已基本愈合，左膝关节与脚趾伸屈活动可，踝关节能活动功能较前增加。患者精神、饮食、睡眠均好，二便调。上方续服7剂。

九诊（1961年7月8日）：经上述治疗，患肢骨折愈合较前稳定，膝关节与踝关节活动功能加大。根据病情调换药方，改为内服补损续筋汤加减。本方出自《医宗金鉴》，主治跌仆损伤，骨碎筋断肉破，活血止痛。白芍、川芎、当归、熟地黄、广木香、丹皮、乳香、没药、骨碎补、自然铜、红花、血竭、党参、虎骨，加川牛膝、续断、杜仲、丹参、三七（磨，兑服），减去丁香、古铜钱、朱砂，内服7剂。继续外敷伤药加夹板外固定。

十诊（1961年7月15日）：经上述治疗，左侧患肢胫腓骨折较前逐日稳定生长，踝关节伸屈活动较前加大。嘱继续在床上活动踝关节，继续外敷伤药加夹板外固定，上方续服7剂。

十一诊（1961年7月22日）：左侧患肢胫腓骨骨折较前基本愈合，当日患者在床上能用脚跟向前蹬，患肢小腿稍微能抬高1cm。扶患者下床站立，嘱每日坚持站立锻炼。继续外敷伤药加夹板外固定，上方续服7剂。

十二诊（1961年7月29日）：经上述治疗，左侧患肢胫腓骨骨折基本愈合，踝关节背伸活动功能稍受限。坚持踝关背伸跖屈活动两周，现患者能下床站立 20 分钟，患肢力量增强。继续外敷伤药加夹板外固定治疗。嘱每日锻炼。上方续服 7 剂。

十三诊（1961 年 8 月 5 日）：经上述治疗，左侧胫腓骨骨折愈合，扶着患者能走 10 几步，下肢负重较好，踝关节活动功能增加。根据病情辨证论治，调换十全大补汤，药用：党参、白术、茯苓、甘草、白芍、川芎、当归、熟地黄、黄芪、肉桂，加杜仲、补骨脂、骨碎补、肉苁蓉、丹参、牛膝、广木香等中药，内服 7 剂。继续外敷伤药加夹板外固定，嘱每日坚持锻炼，站立、行走、做下蹲运动。

十四诊（1961 年 8 月 12 日）：左侧胫腓骨骨折愈合，下肢负重较好，患者能徒步行走约 90 步，踝关节活动功能度增加，当日拆除夹板固定，继续外敷伤药和内服上方 7 剂。嘱每日坚持锻炼，站立、行走、做下蹲运动。

十五诊（1961 年 8 月 19 日）：左侧患肢站立行走较前力量增强，但跛行。增加中药熏洗患肢，重点按摩踝关节，外敷伤药和内服上方 7 剂。嘱每日坚持锻炼，站立、行走、做下蹲运动。

十六诊（1961 年 8 月 25 日）：左踝关节屈伸活动功能增加，跛行的姿势较前减轻，但做下蹲活动时，脚跟有 1/4 部位未着地负重。以中药熏洗患肢，继续按摩踝关节，外敷伤药和内服上方 7 剂。嘱每日坚持锻炼，站立、行走、做下蹲运动。

十七诊（1961 年 9 月 1 日）：左侧患肢站立行走较前力量增强，行走时稍跛，踝关节活动功能度较前增加，继续中药熏洗患肢，推拿按摩踝关节，继续外敷伤药和内服上方 7 剂。嘱每日坚持锻炼，站立、行走、做下蹲运动。

十八诊（1961年9月8日）：左侧下肢站立行走力量较前增强，踝关节活动功能尚好，跛行基本消失，做下蹲活动时脚跟基本上着地负重。继续内服上方7剂。

十九诊（1961年9月15日）：患者左腿胫腓骨开放性粉碎性骨折愈合良好，行走活动好，诸症消除。根据病情恢复状况，患者带药出院，回家康复，高兴地行走离开医院。

出院医嘱：

①带中药10剂熏洗。

②嘱每日坚持锻炼，行走、做下蹲运动。

③适当增加营养，生活起居有节。

④避免受风寒湿，宜保暖。

⑤适当补充营养品。

【按语】患者系左胫腓骨粉碎性开放性双骨折，治疗思路是内服药使局部与整体得以兼治，同时局部外治。按照患者的具体病情，初期采用凉血止血、清热解毒、活血祛瘀之品，加用牛膝引经药并引药下行；后期以强筋壮骨、培补气血并补益肝肾之品。患者受伤后，肌肤破损，皮肤不洁，血离经脉，筋脉受损，瘀血阻滞，如果病情进一步发展恶化，瘀血热郁化火则可致伤口化脓，肌肉腐蚀，故治以凉血止血、清热解毒、活血祛瘀，方选黄连解毒汤出自（《外台秘要》崔氏方），功效泻火解毒。主治创伤感染、附骨痈疽等。黄连解毒汤与五味消毒饮合桃红四物汤加减，加用五味消毒饮中金银花、野菊花、蒲公英加重清热解毒之效，红肿热痛消退。先攻后补，攻补兼施。临床一般分期辨证而选择用药。《医宗金鉴·正骨心法要旨》说："今之正骨科，即古跌打损伤之证也。专从血论，须先辨或有瘀血停积，或为亡血过多……二者治法不同。有瘀血者，宜攻利之；亡血者，宜补而行之。"故得痊愈。

父母亲曾经教导我们："《正体类要·序》说：'肢体损于外，则气血伤内，荣卫有所不习惯，脏腑由之不和。'明确地指出了外伤与内损、局部与整体之间的关系是相互作用、相互影响的。所以在整个诊治过程中应从整体观念出发，对气血、筋骨、脏腑、经络等之间的病理生理关系加以研究探讨，才能认识损伤的本质和病理现象的因果关系。因此，我们治疗病人，一定要从中医整体观念去看全身的一些病与症状，以达到治疗好疾病的目的。"因此，本书中的几个病例，虽然都是伤科病人，但治疗方法不一样，除了接好骨折、治愈伤口之外，还要结合其他病症治疗。如有的病人受伤前就受了风寒湿热，有的是受伤后受风寒湿热。有的是热毒（感染），有的是脾胃气虚，运化力弱。有的气血亏虚，有的气滞血瘀。还有的长年咳嗽，痰湿蕴肺，有的情志抑郁，有的患脏腑经络等疾病。例如第8例患者，受伤后，左小腿多处破皮流血，小腿基本上因煤炭染成了黑色，高度肿胀，有皮肤肌肉破裂，并见一块碎骨片暴露在皮肤外面。照片见"左腿胫腓骨开放性粉碎性骨折"，骨断筋伤，血离经脉，筋脉受损，瘀血阻滞，血脉不通，不容易治疗又易恶化而化脓腐烂。因此，初期治以凉血止血、清热解毒、活血祛瘀为主，方选黄连解毒汤、五味消毒饮合桃红四物汤加减，方中加大黄加重清热解毒之效，故患肢高度肿胀消退，预防性控制了热毒发恶发烂（预防控制了感染）。经治疗一个月，见患肢热毒去除，减去清热解毒之品，调换内服药方，补损续筋汤加减。本方出自《医宗金鉴》卷九十，主治跌仆损伤、骨碎筋断肉破，能活血止痛。方中白芍、川芎、当归、熟地黄是补血调血、补而不滞、营血调和之品，丹皮清热凉血、活血祛瘀，党参补气健脾，广木香健脾和胃、疏肝解郁、调气止痛，乳香、没药、红花、丹参活血祛瘀、祛瘀生新，骨碎补、自然铜、瓜儿血竭、虎骨、杜仲、补骨脂、川牛膝强壮筋骨、补养肝肾，川牛膝是引经药能引药下行。故患肢肿痛消减，皮肤肌肉和骨折愈合良好。十二诊时患肢肿痛消退，胫腓骨骨折已基本愈合，膝关节踝关节活动好，后期调换十全大补汤加味，药用党参、白术、茯苓、甘草、白芍、川芎、当归、熟地黄、黄芪、肉桂，加杜仲、补骨脂、骨碎补、广木香以培补气血、健胃补脾、补养肝肾、强筋壮骨。故得痊愈。本病例初期以祛邪为主，后期以扶正为要，体现了中医整体辨证论治的观念。

病人患开放性粉碎性骨折，患肢与伤口粘上了许多煤炭，治病时要预防控制伤口作恶发烂（感染）。有的病人受伤后受到风寒外邪的侵袭，就要将损伤和外邪一起治疗；有的受伤病人原本身体衰弱且患慢性疾病，那么，也要将病情与伤情结合治疗。像病例3，患者结婚十多年没有怀孕，婆母要求治疗不孕症，我们医生也要尽最大的努力帮助治疗，尽可能满足患者的要求。所以，一定要按照中医整体观念辨证施治的法则，胆大心细、认真负责、全心全意地为病人治好病。

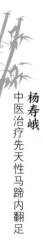

第二节　杨寿峨案例举隅

自 1961 年跟父亲学徒，经过近 15 年的临床实践，我的手法正骨与夹板治疗骨折的医疗技术也逐步精进，取得了满意的疗效。下列 1975 ～ 1986 年的 9 例治疗骨折的历史病例，可供参考。

病例 1　郑某，女，4 岁，家住湘潭市玻璃厂。

1975 年 2 月 27 日下午 6 时左右行走时不慎从 4 米高处跌下，致右脚跌伤，当即疼痛剧烈，不能动弹。跌伤 1 小时后由家人护送来我院急诊科就诊。

初诊（1975 年 2 月 27 日）：右小腿高度肿胀并畸形，扪及有明显、清脆的骨擦音，小腿下段青紫，患肢不能活动。经 X 线检查见：右胫腓骨下段双骨折，胫骨远段向外稍移位，断端向内成角明显，腓骨远段向后向内完全移位、断端稍重叠，并向内成角（图 2-1）。

右胫腓骨下段双骨折整复后复查：两断端对位对线好，腓骨重叠已纠正，骨折线清晰（图 2-2）。

随访恢复良好。

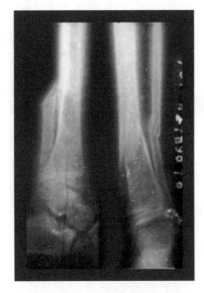

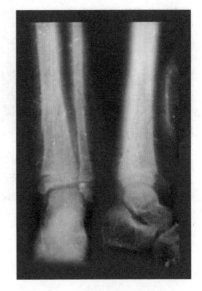

图 2-1　整复前 X 光片　　　　图 2-2　整复后 X 光片

病例 2　韩某，女，45 岁，湘潭市蔬菜公司职工。

于 1979 年 1 月 6 日上午 10 时，患者疑因头晕平地跌倒而致右手损伤，当时昏迷躺在地上约 20 分钟。苏醒后因右手跌伤肿痛不能活动，1 小时后被送来我院急诊。

初诊（1979 年 1 月 6 日）：神清，面色苍白，口唇发绀，四肢厥冷。右肘关节呈畸形，肿胀压痛明显，肘后部凹陷，肘三角关系消失，扪及骨擦音，肱骨头脱出，呈肘关节后脱位，肘关节活动功能丧失。X 光片显示：右肘关节脱位，尺桡骨向后向外脱出，肱骨远端后方见一撕脱骨片（图 2-3）。

诊断：右肘关节后脱位并肱骨内髁撕脱骨折。

手法整复，外敷伤药，内服中药补中益气汤加味 3 剂。嘱患者保暖，避免受风寒湿；清淡饮食；生活起居有节；做握拳运动，适时锻炼肘关节。

1 月 9 日复诊，恢复良好（图 2-4）。

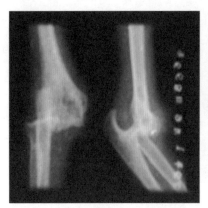
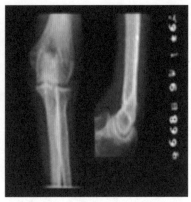

图 2-3　整复前 X 光片　　　　图 2-4　整复后 X 光片

病例 3　成某，男，30 岁，湘潭市工农机械厂职工。

患者于 1979 年 2 月 3 日上午 7 点多骑单车不慎跌倒，致右手撑地，当时疼痛剧烈，不能动弹。右手跌伤肿痛 3 小时后来我院就诊。

经检查见右腕关节肿胀，呈餐叉畸形。X 光片显示：右尺桡骨远段双骨折，远折端向外向掌侧移位，向掌侧成角（图 2-5）。手法整复如图 2-6 所示。

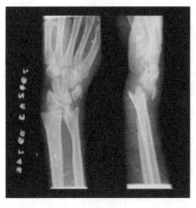
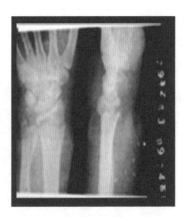

图 2-5　整复前 X 光片　　　　图 2-6　整复后 X 光片

病例 4　季某，男，10岁，住中共湘潭市委宿舍9栋4楼。

1979年6月9日上午10点多钟，患者在上体育课时因跑步不慎跌倒，致左手跌伤。当时肿痛不能活动，老师立即送来我院治疗。经检查见左手前臂肿并呈畸形，手不能活动。X光片显示：左尺桡骨中段双骨折，向掌侧成角，向外轻度成角（图2-7）。手法整复如图2-8所示，1个月后复查如图2-9所示。

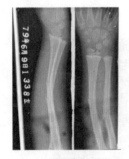 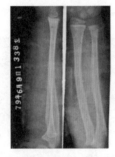 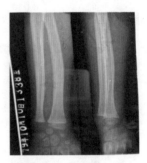

图 2-7　整复前 X 光片　图 2-8　整复后 X 光片　图 2-9　一个月后 X 光片

病例 5　刘某，男，10岁，家住湘潭市霞城供销社宿舍。

1979年6月11日上午10点多钟，患者在吊单杠时因手一时无力不慎跌落，左手先撑地。当即左手疼痛剧烈，不能活动，即由老师送来我院治疗。检查见左手腕关节呈餐叉畸形，肿胀压痛明显。X光片显示：左尺桡骨远端骨折，远折端向外移位向掌侧成角（图2-10）。

整复后X光片显示复位良好（图2-11）。4个月后复查，骨折对线对位良好，骨折愈合好（图2-12）。

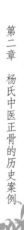

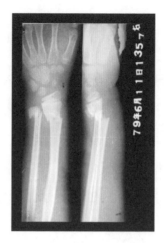

图 2-10　整复前 X 光片

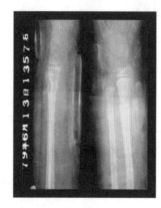

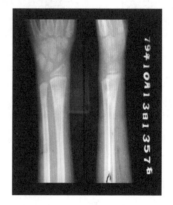

图 2-11　整复后 X 光片　　图 2-12　4 个月后随访 X 光片

病例 6　张某，男，7 岁，住湘潭市开关厂宿舍。

1979 年 5 月 6 日，患者上体育课时不慎跌倒而致右手撑地。当时右手臂疼痛剧烈不能活动，随即送来我院急诊。X 光片显示：右手蒙氏骨折（图 2-13）。予以手法整复，外敷伤药加小压垫与杉树皮小夹板固定，将患肢悬吊于胸前小于 90°，并嘱家长避免患儿受风寒，避免再次受伤（图 2-14）。

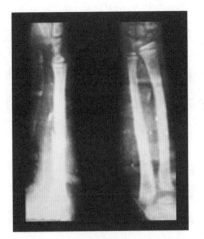

图 2-13 整复前 X 光片　　图 2-14 整复后 X 光片

病例 7　王某，男，5 岁，住湘钢新四村 5 栋。

1985 年 5 月 10 日下午 4 时许，患者在玩耍摩托车时不慎被翻倒的摩托车打在右大腿上，当时哭泣不止，疼痛剧烈不能动。家长急送至湘钢职工医院。X 光片显示：右股骨干中段横断骨折，远折段向后向内移位，断端重叠，并稍向前成角（图 2-15）。该院建议做手术治疗，家长考虑孩子年纪小，不同意做手术，随后转送我院治疗。

整复后 X 光片：断端重叠已纠正，远折段向外稍错位，无明显成角（图 2-16）。

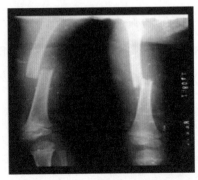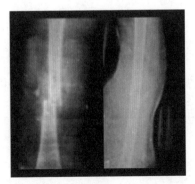

图 2-15 整复前 X 光片　　图 2-16 整复后 X 光片

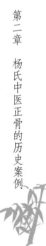

病例8　易某，男，3岁，住湘潭市公路段宿舍。

1985年11月25日，患者于傍晚七点左右玩耍时，他人的摩托车倒压在其右腿上，当时小孩哭泣不能动弹。腿压伤1小时后，其父母亲抱来我院急诊。检查见右腿不能活动，扪及大腿有骨擦音，局部肿胀。X光片诊断：右股骨中段斜形骨折，远折端向前向内移位向前成角（图2-17）。

整复后X光片显示复位良好（图2-18）。

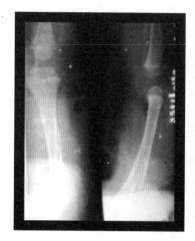 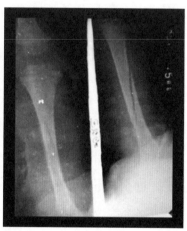

图2-17　整复前X光片　　　图2-18　整复后X光片

病例9　周某，男，15岁，住湘潭市解放路294号。

1986年5月7日晚上9时许，患者跳舞时不慎跌倒而致左手着地受伤，当时疼痛剧烈不能活动。因左手受伤，半小时后老师带其来我院急诊。外院X光片诊断：左尺骨鹰嘴骨折断端稍有分离，无明显错位，关节面较平整（图2-19）。

予以手法整复（图2-20），外敷伤药，小压垫与杉树皮小夹板包扎固定。

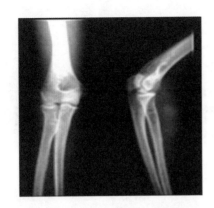 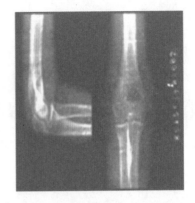

图 2-19　外院 X 光片（整复前）　图 2-20　整复后治疗半个月 X 光片

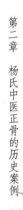

第二章　杨氏中医正骨的历史案例

第三章　杨寿峨中医疗法是杨氏伤科的继承和发展

第一节　手法加固定治疗小儿先天性马蹄内翻足的成功探索

　　杨寿峨中医治疗先天性马蹄内翻足，是从杨氏中医骨伤科治疗骨折错位畸形的正骨技术拓展出来的，采用了正骨手法和小夹板固定的方法，是杨氏中医正骨术的继承和发展。骨折多因后天外因导致，分为无移位和有移位骨折。骨折移位又有侧方移位、移位重叠、移位成角多种。骨折后只要有移位就会出现肢体畸形。胎儿先天性马蹄内翻足是在母体腹中形成的畸形。但不管是先天还是后天的畸形，均要仔细检查整个下肢的骨骼、肌腱、肌肉、经络和穴位，既要查看骨骼的长短粗细和发育、肌肉萎缩、骨关节是否错位、骨骼是否畸形，还要查看患者的经络是否通畅，穴位的敏感度如何等情况。骨折发病时间通常较短，成人患者一般可以言语表达。但先天性马蹄内翻足发病时间较长，加上婴幼儿暂时还不能用言语表达，皮肤娇嫩，骨骼还没有发育完全，因此，治疗时要减少肌肉肌腱张力、应力和剪力，使婴幼儿在治疗过程中减少痛感或无痛，防止矫枉过正，做到循序渐进，从而达到有效的治疗目的，矫正患足畸形。

1979 年 4 月 5 日，我接诊第 1 例先天性马蹄内翻足患儿时，萌生了用中医骨伤科方法治疗该病的想法，并采用中医手法加夹板外固定治愈了这位马蹄内翻足患者。以此为起点，我开始了中医治疗小儿先天性马蹄内翻足的艰难探索和反复实验。

1981 年 2 月，我受湘潭市卫生局及医院的派遣，来到湖南中医学院附属一医院骨伤科临床进修。进修过程中，我亲历了过去从未见到过的病例，他们都是因先天性马蹄内翻足接受了手术。学习两年后，我回到医院上班，仍不时回想起在中医学院进修时见到的那几个手术病人，心情还久久不能平静，顿生怜悯之心。假如是我家的人，我该怎么办……，这世上会有多少人患这种疾病呢？他们遭受了多大的痛苦？于是，我写了一篇短文发表在湘潭日报上，介绍我治愈的第 1 例小儿马蹄内翻足病例情况。没想到的是，此文发表不久，医院一下子就涌来了 9 个大小年龄不等的小儿马蹄内翻足病人。从此之后，每年都有几例小儿马蹄内翻足患儿来医院找我诊治。

时至 1987 年 9 月，我已治愈了 25 例患小儿先天性马蹄内翻足的病人。于是，我将治疗方法总结提升成为经验，反复琢磨，写成论文《手法加固定治疗小儿先天性马蹄内翻足（附 25 例报告）》，发表于 1988 年 6 月的《中国中医骨伤科杂志》第四卷第 2 期。现将我的这篇论文全文照录于下：

小儿先天性马蹄内翻足是临床常见的疾病。治疗此症的方法很多，西医一般以手术为主，中医则使用传统手法按摩及

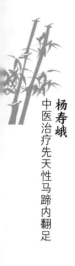

夹板固定。如果方法选择不当或者是延误治疗就会造成不良后果。迄今文献资料表明，这些治疗虽在一定程度上能够缓解患儿足部畸形的发展，但是都不甚理想，失败与复发的不少。对这一病症，笔者采用手法加塑形铝板固定患肢，治疗25例，全部得到矫正，效果满意。这是治疗小儿先天性马蹄内翻足的一种新方法。特介绍如下：

临床资料

性别、年龄、发病时间：男23例，女2例。12～21天的3例，1～7个月的21例，1岁零9个月的1例。侧别：左足20只，右足15只，其中双侧畸形10例，单侧15例。男性多于女性，为23：2。

症状与诊断

小儿先天性马蹄内翻足的典型症状：前足内收，足前部较宽，呈扇形，足跟部小而较窄并内翻，踝下垂，小腿肌肉萎缩；足内缘有一深陷的横行皮肤皱襞；足内侧皮肤紧张，跟腱及跖筋挛缩；小腿三头肌和胫骨后肌明显挛缩，患足伸展及外翻动作明显障碍；患肢小腿旋前旋内畸形，膝外翻；外踝位置较正常者偏前并突出，内踝则偏后且不明显；站立时足跖外缘或足背外侧着地。

凡具有上述症状者即可诊断为"小儿先天性马蹄内翻足"。

疗效标准与治疗结果

优：患足畸形纠正，无疼痛，无肌萎筋挛，踝关节活动正常，行走、负重自如。

良：患足畸形纠正，无疼痛，踝关节活动正常，稍有肌萎缩现象。

尚可：患足畸形纠正，无疼痛，踝关节活动基本恢复正常，轻度肌肉萎缩。

本级病例 25 例 35 只足，经治疗并随访后（时间最短 1 年，最长 8 年）25 例均为优（从 35 只足比较，仅 1 只足属可，34 只足达优）。

治疗方法与器械制作

1. 手法 第 1 步，患腿髋部至趾骨全肢采用轻柔的手法按摩、推拿、捏揉旋转屈伸膝、踝、趾关节 5 ～ 10 分钟。第 2 步，将足前部向外翻并向上背屈，再将后跟向下牵拉并外翻外旋，然后逐一按摩牵拉诸足趾以舒其筋脉，连续 5 ～ 10 次。每日早晚各 1 次。

2. 固定 手法按摩后，用足外翻塑形铝制夹板托自大腿中段至脚趾，屈膝 120°，小腿内侧放一杉皮夹板（压在铝夹板内侧），包扎固定。一周后，再加两块杉树皮夹板固定：一块放在足舟骨至姆趾末节，另一块放在足跟骨外侧至第五趾骨基部。夹板均用纱布缠裹绑好。用这种手法按摩加固定治疗一般 1 ～ 3 个月即可矫正畸形，继穿矫正硬底布鞋 2 ～ 3 个月，以巩固疗效。

附 1：塑形铝夹板的制作

用 1mm 厚的铝板剪成，长度以大腿中段至足趾量取，宽度亦按患儿大腿、小腿、足的大小而定，足跟部后方要制成圆 O 型以适应足跟形态，足两侧卷边成 90°，边高 2cm，外侧长约 2cm（从跟部至五跖骨基部），内侧边与足等长。另备三块杉树皮夹板，用纱布缠好（小腿内侧、足内侧、外侧各一块），均按患肢长短而定。

附2：矫形硬底布鞋制作

布鞋底由麻线紧棱而成，质硬，底样为直足（不分左右），布面；鞋内放两块杉皮夹板，内侧起于第一跖骨远端，止于姆趾末节；外侧起于跟骨，止于第五跖骨基部。夹板均固定在鞋面内侧，可连续穿 2～3 个月，以巩固疗效，防止畸形复发。

典型病例

例1：冯某，女，33 天，岳阳化工总厂热电厂，于 1979 年 4 月 5 日由其父母抱来医院就诊。小孩出生后，妇科医生发现婴儿左足患有先天性马蹄内翻足，医生嘱其母亲每日按摩，8 天后未见效，相反畸形加重。随即赴省级两家医院就诊，均未作处理，医师也嘱其父母每日按摩，6 岁后才能行手术治疗。于是，1979 年 4 月来我院（湘潭市中医院）就诊。因其是外地患者，再则是疑难病症，收作家庭病床（住我市朝阳旅社），此时患者年龄为 33 天。遵上法施治，连续 53 天，每日早晚一次，共计 106 次按摩包扎固定，畸形纠正，继穿矫形硬底布鞋 3 个月，随访 8 年，外观无畸形，行走跑跳正常。

例2：彭某，男，12 天，于 1986 年 5 月 15 日其父母抱来就诊。患儿生下后即见其双足畸形，其祖母用硬纸壳包扎 1 周余，未见好转。于出生后 12 天来我院门诊，其症状典型且严重，予上法治疗 45 天，畸形迅速矫正。继穿矫形硬底布鞋 2 个月，1 年随访，畸形无复发，无疼痛，踝关节活动正常，行走自如。

讨论

1. 关于小儿先天性马蹄内翻足畸形机理的认识 有关小儿先天性马蹄内翻足的发病原因的理论甚多，常见的有遗传学说、环境学说、胚胎学说等。就笔者所治25例来看，经询问均无家族遗传史，但患儿母亲怀孕时都喜欢坐小板凳，喜欢缩腿侧卧，均少活动与行走。这样，使胎儿在子宫内足部位置异常或受子宫内的异常压力而致畸形。因此，笔者认为，体位是发病原因的重要因素之一。典型小儿先天性马蹄内翻足畸形，足前部内翻和内收；跟内翻；踝下垂。这是由于有关骨骼－软组织变化而成。

（1）骨变化：首先是距骨的变化。跗骨中的距骨是形成马蹄内翻足的一个关键。正常的距骨关节面向前，而畸形时则向内向跖侧。跟骨的变化主要是继发于距骨，它适应性地处于下垂内旋位，变成弓形，O侧面向内侧。因此，载距突与内踝尖相接。与此相关，前距骨下关节适应性地下垂和内旋。附舟状骨发生变化，发育差，其近侧关节面滑向足的内侧和跖侧，与距骨的内侧面接触，加重足的高弓和缩短。

（2）软组织变化：这是一种适应性变化。足与踝内侧和后侧的软组织均缩短，所有的内侧皮肤、脂肪组织、肌肉、肌腱、关节囊、韧带、神经和血管组织都有不同程度的适应性改变。后侧软组织和足底软组织均挛缩，形成一团瘢痕，加重足的畸形。

2. 关于手法按摩与矫形铝夹板固定的特点 轻柔的手法按摩、推拿、捏揉旋转屈伸的治疗方法，是为了矫正骨关节错位和局部软组织解剖位置变异。其基本原理是促使病变组织恢复正常的生理解剖位置和生理发育机制。具体地说，是矫正前足内收、跟骨内翻、踝关节下垂等畸形；调整患肢内外体位，维持平衡，恢复肢体正常力矩、力线，以解除肌肉的挛缩症状，调节神经反射，促进血液循环，增进机体组织的新陈代谢，从而达到"骨正筋顺"、气行血畅、强壮筋骨之效用。

在手法按摩之后，将患肢固定在足踝骨背屈90°的位置，主要是使小腿三头肌、胫骨后肌、跟腱及跖筋膜和足内侧皮肤的挛缩状态达到松懈。治疗2～3周后，可逐步背屈80°。在这种固定状态下，也可利用患肢蹬足力的锻炼办法，患者主动矫正前足内收、跟骨内翻、踝下垂等畸形。婴幼儿皮肤娇嫩，天天在发育成长，其矫形平板固定每日可拆除，以施手法按摩，不影响肢体的血运与发育生长。对患足进行逐日手法按摩并矫形夹板固定，患儿无痛苦，矫正畸形的疗效也能巩固。因此，手法按摩、塑形铝板、杉皮夹板、硬底布鞋固定比石膏固定和肌腱延长术要好得多。

3. 关于患者年龄与疗效的辩证分析关系　患儿的治疗年龄越小，治疗的效果就越好。最好是从小孩出生的第一天就开始治疗。因为婴儿出生后，患足并没有继发性变形，而只有原发性变形。所以，只有从出生的那天起开始做上法治疗，畸形纠正会更快，效果也会更好。

4. 有关的注意事项

（1）手法加固定使足畸形矫正，只是肌肉、肌腱恢复正常，骨的畸形恢复了大部分，或者是基本恢复。有很多文献资料报道纠正后复发率高，其原因就是骨的畸形没有彻底改变。但考虑长期的矫形夹板固定对肢体发育生长有一定影响，因此，在足形基本上恢复正常后就不再固定。为了使骨与骨关节完全恢复正常，必须在解除夹板后穿硬底矫形布鞋2～3个月。这既是巩固疗效，也是为了彻底矫正畸形。

（2）在畸形矫正后如有踝部扭伤等现象，一定要及时治疗，避免畸形复发。因为，内踝的三角韧带较外踝的腓距、腓跟韧带坚强，阻止足外翻的力量大，阻止内翻的力量小，所以足内翻型损伤较多。腓距、腓跟韧带受到撕裂伤，如不及时医治，矫正的畸形往往会出现复发。

综上所述，手法加固定治疗小儿先天性马蹄内翻足，方法简便易行，疗效确切，且无复发之虑，可供临床推广应用。同时，也还有待同道共同探索。

在中医正骨手法和夹板固定方法的基础上，经过近10年的摸索，我对中医手法加广泛固定治疗小儿先天性马蹄内翻足有了一些较深刻的体会和认识，逐渐创新形成了一套系统的先天性马蹄内翻足中医治疗方法。这篇论文的发表，标志着小儿先天性马蹄内翻足杨寿峨中医治疗法的形成。1988年10月，在中国传统医学手法研究会第三次全国学术交流会上，我做了手法操作演示和专题报告，引起了较大反响。在与会者提交的300多篇论文中，作者的论文获优秀论文奖第4名（图3-1）。这一方法是中医骨伤科治疗骨折错位畸形技术的创新和发展，即运用中医正骨手法和夹板固定方法充分松解挛缩的软组织和矫正骨骼畸形，使先天性马蹄内翻足患儿矫正患足后，正常发育和健康成长。

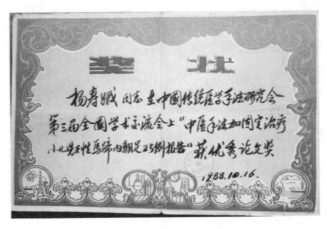

图 3-1　中国传统医学手法研究会第三次全国学术论文获奖证书

第二节　杨氏小儿先天性马蹄内翻足疗法的发展和影响

一、杨氏小儿先天性马蹄内翻足疗法的深化研究

通过 10 余年的探索，小儿先天性马蹄内翻足的治疗取得了初步成果，治疗方法也基本形成。但如何使治疗更规范、更有效、可推广，则需要从理论和实践两个方面做进一步的研究和探索。为此，30 多年来，我不忘初心、持之以恒地在实践中不断学习、专研、总结、改进。1988 年学术会议后，我即向医院汇报了会议情况。在汇报过程中，时任医院科教科科长李德荣告诉我，湖南省卫生厅有关领导到来了我们医院，要求全省各地的市级中医院积极向省卫生厅上报科研项目和科研课题，特别是要将医院绝技绝招上报卫生厅立项，进一步深化研

究。目前医院正在摸底排查，希望有条件的医生积极上报科研项目。于是，我主动向医院表达了希望上报"小儿马蹄内翻足临床治疗研究"项目的想法。1988 年 11 月，湘潭市中医院经研究决定，向省卫生厅科教处申报了"中医手法加广泛固定治疗小儿先天性马蹄内翻足的临床研究"项目，项目负责人为杨寿峨。

1989 年 1 月，"中医手法加广泛固定治疗小儿先天性马蹄内翻足的临床研究"由湘潭市中医院申报湘潭市卫生局、湖南省卫生厅正式立项。由此，我开始了对中医手法治疗先天性马蹄内翻足的系统性临床研究，并形成了以手法按摩、广泛固定、功能锻炼、足部矫形、中药熏洗、定期复查为重点步骤的"六步法"操作方法和系统的治疗规范。1991 年 11 月 7 日，该课题通过省级专家鉴定。鉴定结论认为，该项目在国内形成了独特、系列、完整无创伤的治疗方法（经检索国内近十年来的文献资料，无此类报道），达到国内同类研究的先进水平。1992 年，该项目荣获湖南省科技进步奖二等奖、湖南省中医药科技进步奖二等奖、湘潭市科技进步奖一等奖（是新中国成立以来湘潭市卫生系统第一个市级科技进步奖一等奖），被收入《湖南重大科技成果选集（1979—1992）》（湖南科学技术出版社）。

为推动先天性小儿马蹄内翻足中医治疗方法的不断深化，2002 年，我主持的"杨氏手法加塑形镀锌铁夹板外固定治疗小儿先天性马蹄内翻足多中心临床规范化研究"获国家中医药管理局批准立项〔2001ZL35 号〕。经过 5 年的实践和研究，2007 年 11 月国家中医药管理局委托湖南省中医药管理局进行了鉴定。鉴定结论认为，该成果达到国内同类研究领先水平。

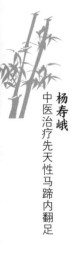
由此，小儿马蹄内翻足杨氏中医治疗方法获得正式命名。2008年，国家中医药管理局确认杨寿峨为第四批全国老中医药专家学术经验继承指导老师。2009年，该项目荣获湖南省中医药科技进步奖二等奖。2015年12月，"杨氏小儿先天性马蹄内翻足疗法"被命名为湖南省中医药专长绝技项目；同年荣获中国中医药研究促进会科学技术进步奖二等奖。2016年，国家中医药管理局确认本人为全国名老中医传承工作室建设项目专家。

自1986年以来，我在小儿马蹄内翻足中医治疗方法及有关的骨伤科领域，先后发表了14篇论文，研发、申报、获得了8项专利，并开展了一系列的推广传承活动。

二、杨氏小儿先天性马蹄内翻足疗法的推广应用

1992年9月，在湘潭市中医院的大力支持下，我领衔创立了小儿矫形科。1995年3月，以湘潭市中医院小儿矫形科为基地，湘潭市人民政府向国家中医药管理局申报创建全国先天性马蹄内翻足治疗中心。1995年9月，湘潭市中医院小儿矫形科获批为国家中医药管理局"八五"重点中医专科（专病）医疗中心建设单位。

1996年6月26日，该项目在北京成功通过了国家科委组织的国家科技成果重点推广计划指南项目答辩会，"中医手法加广泛固定治疗小儿先天性马蹄内翻足"列入"九五"国家科技成果重点推广计划指南项目。

2002年，国家中医药管理局再次批准湖南省湘潭市中医院小儿马蹄内翻足科为全国重点中医专病专科建设单位，并列入"十五"规划。历经4年的努力，2006年11月，小儿马蹄

内翻足科通过了国家中医药管理局的验收，获批为"全国重点中医专病专科"。这是湖南省地市级中医院唯一的全国重点中医专病专科。2007年，全国重点中医专病专科"小儿马蹄内翻足科"正式授牌挂牌。2008年以来，小儿马蹄内翻足科又先后获批为国家中医药管理局"十一五""十二五"重点专科（专病）建设项目。2012年12月，经国家中医药管理局验收合格。

经20多年的建设，小儿矫形科现已成为集医疗、科研、教学于一体的中医特色明显的治疗中心，同时也是湘潭市儿童肢体残疾预防康复基地。全科现有医护人员15名正高1名，副高2名，中初级人员12名，病床30张。1979年以来，经过长期的探索、研究和实践，杨氏疗法治愈了来自全国30个省市（北京、上海、天津、新疆、黑龙江、辽宁、吉林、青海、宁夏、内蒙古、甘肃、陕西、河南、河北、福建、安徽、浙江、山西、山东、广东、广西、海南、江苏、江西、湖南、湖北、云南、贵州、四川、重庆）7000多例患儿，有效率100%，治愈率90%。多年来，治愈率不断提高，复发率明显减少，帮助许许多多的儿童健康快乐成长，让更多的家庭幸福美满，取得了显著的社会效益。为了使小儿先天性马蹄内翻足杨氏疗法能造福更多的患儿，受湖南省中医药管理局的委托，2015年、2017年，我先后举办了两期小儿先天性马蹄内翻足高级研修班。杨氏疗法不断地在全国各地传承推广，获得广泛赞誉。

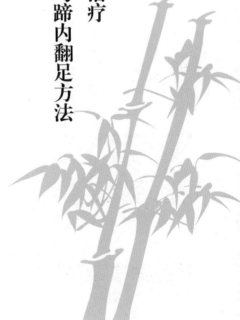

中篇

杨寿峨中医治疗
小儿先天性马蹄内翻足方法

第四章　与杨氏疗法相关的解剖知识和经络腧穴

第一节　足的概论

一、足的生理解剖结构及其运动机制

（一）足的解剖结构

足大致分为前足部、中足部、后足部 3 个部分。正常足的长短、宽窄和外形大同小异。足的功能包括在站立时稳定地支持体重，走路时有一定弹性。

足的解剖为底部有纵弓和横弓。足骨由 7 块跗骨、5 块跖骨和 14 块趾骨共 26 块构成。跗骨属于短骨，位于足骨的近侧部，相当于手的腕骨，共 7 块。可分为 3 列，即近侧列相叠的距骨和跟骨，中间列的舟骨，远侧列的第 1～3 楔骨和骰骨。跖骨为小型小骨，位于足骨的中间部，共 5 块，其形状大致与掌骨相当，但比掌骨长而粗壮。其序数自拇趾侧数起。每一跖骨都分为底、体和小头，第 1、2、3 跖骨底分别与第 1、2、3 楔骨相关节，第 4、5 跖骨底与骰骨相关节。小头与第 1 节（近节）趾骨底相关节。第 5 跖骨底向后外伸出的骨突，叫作第 5

跖骨粗隆。趾骨共 14 块，形状和排列与指骨相似，属于长骨，但都较短小。趾骨除第 1 趾骨为两节外余均为 3 节，每节趾骨也大体分为底、体、头，按解剖位置分为近节趾骨、中节趾骨和远节趾骨。

（二）足骨的功能

1. 跗骨、跖骨及足底的韧带、肌腱共同构成凸向上方的足弓，是人体直立、步行及负重时的重要装置。如果足弓塌陷，便形成扁平足。

2. 跖骨位于足的前部，其基底部与楔骨、骰骨组成跖跗关节，跖骨头是负重区域。

3. 趾骨之间为关节囊及韧带连接，是除踝关节以外活动度最大的部位，又由于位于足的前端，因此也是最容易受伤的部位。

（三）足的运动机制

为了便于检查和描述，足可分为前足和后足。后足包括跟骨和距骨，形成纵弓和后半部。足部诸骨借关节囊和骨间韧带连接。关节囊的松紧和韧带的弹性对维持足的外形至关重要。足跖侧的跟舟韧带即弹簧韧带居距骨头的下方，加之跖长和跖短韧带对维持纵弓的形态起很大作用。胫前肌、胫后肌和腓骨肌，特别是胫后肌的收缩，在行走过程中足以影响足的外形。

足中部关节扣紧则足功能稳定。此时足部韧带尤其是弹簧韧带拉紧，足弓越发明显。走路时足的弹性主要靠肌肉，而不是借助韧带的伸缩。

足部动作还涉及踝关节。足背伸和跖屈大都为踝关节的动作，而足内外翻主要靠距下关节。但应指出，跗骨各关节均为联合动作，一旦中跗骨关节活动受限，即使距下关节未受累，其活动范围也会减少。足和踝关节跖屈常伴有内翻，背伸时多伴有外翻。同时，前足内翻时也常有内收，足外翻伴有前足外展。

跟骰关节有滑动和旋转的联合动作。当足跟落地时，足部内外翻都伴有足跟皮肤连同跟骨下面的纤维脂肪垫的联动。

二、婴幼儿足的发育特征

婴幼儿足随着年龄的增长，在发育过程中会发生变化：

1. 初生时，足有轻度背伸和外翻，被动屈足时可达 50°，背伸约 45°。内翻时因距下关节扣紧，其背伸范围缩小 15°。

2. 1 岁左右时，侧面因脂肪较多，足纵弓不明显。学站立和行走之初，双足保持较大距离，以便有一较大的面积来支持体重。同时足部有轻度外翻和外旋。

3. 两岁左右时，双足逐渐靠拢，足的外翻和外旋也较前减轻。同时，足侧面脂肪逐渐消失，足纵弓和横弓日益显著。

4. 两周岁末，足部 X 线照片中出现距骨、跟骨、骰骨及楔骨。此时，足部活动范围为跖屈 50°，背伸 30°。站立时足尖轻度内指和外旋均属正常。足内侧纵弓发育良好。

5. 足部诸骨中最后化骨的是舟骨，其化骨中心最早出现于 3 岁的前半年。此外，足背伸动作随年龄增长而有所减少。成年后，足背伸减少到 25°～ 30°，而跖屈为 50°。足部诸骨发育停止的年龄为女孩 14 岁左右，男孩 16 岁左右。

一些专家认为，正常足发育成马蹄内翻足时，发生在孕期第 4 ～ 6 个月，是发育性畸形。先天性马蹄内翻足在新生儿中大多只有软组织改变而骨关节基本正常。马蹄内翻足患儿踝关节内侧面和后面的韧带及跗骨关节韧带非常厚，张力高，将足部骨骼限制在内翻位。随着患儿长大，韧带进一步挛缩使骨关节畸形加重，甚至形成固定的骨关节畸形。

对婴儿韧带的缓慢稳定牵拉不会导致损害，提示了手法矫正马蹄内翻足的可行性。

第二节　小儿先天性马蹄内翻足相关的骨骼、肌肉

一、骨骼

杨寿峨中医治疗先天性马蹄内翻足涉及的相关骨骼，包括股骨，胫骨，腓骨，距骨，舟骨，跟骨，骰骨，第一、二、三楔骨，跖骨，趾骨等。

二、肌肉

杨寿峨中医治疗先天性马蹄足内翻足，涉及的相关下肢肌肉包括髋肌、大腿肌、小腿肌和足肌。

（一）髋肌

髋肌分前群肌和后群肌，前群肌有髂腰肌，分髂肌与腰大肌。

1. 前群肌

（1）髂肌

【起始】髂窝的上 2/3。

【抵止】与腰大肌肌腱融合，止于股骨小转子。

【作用】髋关节处大腿的屈曲；当股骨固定时，正坐时弯曲躯干。

【神经及节段】L2～L3。

（2）腰大肌

【起始】①横突和腰椎椎体，②椎间盘（T12～L5），③一系列腱弓，在腰椎椎体受限制部分延伸。

【抵止】股骨小转子肌髂肌。

【作用】髋关节处大腿的屈曲；当股骨固定时，正坐时弯曲躯干。

【神经及节段】神经L1～L4分支。

2. 后群肌

后群肌有臀大肌、臀中肌、臀小肌、梨状肌、闭孔内肌、股方肌、闭孔外肌等。

（1）臀大肌

【起始】髂骨臀后线、下骶骨后表面、尾骨旁、骶棘肌腱膜、骶结节韧带和臀肌腱膜（覆盖）臀中肌的筋膜。

【抵止】阔筋膜髂胫束的上纤维；臀肌粗隆的下纤维。

【作用】髋关节处大腿的伸展、外旋和外展。

【神经及节段】臀下神经L4～S2。

（2）臀中肌

【起始】髂骨的臀面（髂嵴与其上臀后线和其下臀前线之间）和臀肌腱膜。

【抵止】股骨大转子的外侧面。

【作用】髋关节处大腿的外展和伸展。

【神经及节段】臀上神经L4～S1。

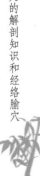

（3）臀小肌

【起始】臀中肌在髂骨臀面上的止点之下。

【抵止】股骨大转子的前面。

【作用】髋关节处大腿的外展。

【神经及节段】臀上神经 L4 ～ S2。

（4）梨状肌

【起始】S1 ～ S4 骶前孔之间骶骨的前面。

【抵止】大转子上缘。

【作用】髋关节处大腿的外旋和外展。

【神经及节段】脊神经 L5 ～ S2。

（5）闭孔内肌

【起始】闭孔内表面和周围骨的表面。

【附着处】转子窝以上大转子的内表面。

【作用】大腿伸直时外旋；大腿弯曲时外展。

【神经及节段】脊神经 S1 ～ S3。

（6）股方肌

【起始】坐骨结节外缘。

【附着处】股骨转子间嵴。

【作用】髋部外旋和内收。

【神经及节段】脊神经 L5 ～ S1。

（7）闭孔外肌

【起始】紧邻闭孔内侧周围的骨缘。

【附着处】股骨转子窝。

【作用】大腿外旋并稳定骨盆。

【神经及节段】闭孔神经 L3 ～ L4。

（二）**大腿肌**

大腿肌有前群、内侧群、后群肌肉等。

1. 前群肌

前群肌有缝匠肌、股四头肌（直、外、间、内）、阔筋膜张肌等。

（1）缝匠肌

【起始】髂前上棘。

【抵止】通过鹅足总腱，上部胫骨干的内表面。

【作用】髋关节处大腿的屈曲、外展和外旋；膝关节处下肢的屈曲和内旋。

【神经及节段】骨神经 L2～L3。

（2）股四头肌

①股直肌

【起始】髂前下棘和髋臼上方的沟。

【附着处】包裹髌骨的股四头肌总腱，附着于胫骨粗隆。

【作用】膝关节处伸小腿，髋部屈曲。

【神经及节段】骨神经 L2～L4。

②股外侧肌

【起始】大转子和粗线上外表面。

【附着处】借四头肌腱附着于髌骨；借髌韧带附着于胫骨粗隆。

【作用】膝关节处伸展小腿。

【神经及节段】股神经 L2～L4。

③股内侧肌

【起始】转子间和粗线的内腱索。

【附着处】借四头肌腱附着于髌骨；借髌韧带附着于胫骨

粗隆。

【作用】膝关节处伸展小腿。

【神经及节段】股神经 L2 ～ L4。

④股中间肌

【起始】股骨干。

【附着处】股骨前、外表面的上 2/3，包裹髌骨的股四头肌总腱，附着于胫骨粗隆。

【作用】膝关节处伸展小腿。

【神经及节段】股神经 L2 ～ L4。

（3）阔筋膜张肌

【起始】髂前上棘。

【抵止】髂胫束。

【作用】髋关节处大腿的屈曲、内旋和外展；髋关节的稳定；膝关节处下肢的外旋。

【神经及节段】臀上神经 L4 ～ S1。

2. 内侧群

内侧群肌肉有耻骨肌、股薄肌、长收肌、短收肌、大收肌等。

（1）耻骨肌

【起始】耻骨肌线或耻骨上支。

【附着处】粗糙线上的股骨后表面，从小转子延伸到粗线。

【作用】大腿内收；屈大腿；大腿向外旋转。

【神经及节段】股神经 L2 ～ L4。

（2）股薄肌

【起始】耻骨联合下半部分和耻骨弓的上半部分。

【抵止】通过鹅足总腱，上部胫骨干的内表面。

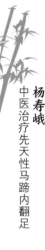

【作用】髋关节处大腿的内收和屈曲。

【神经及节段】闭孔神经 L3 ～ L4。

（3）长收肌

【起始】耻骨前方，耻骨嵴与耻骨联合交角。

【附着处】粗线，股四头肌和大收肌之间。

【作用】大腿有力内收；向内旋转大腿。

【神经及节段】闭孔神经 L3 ～ L4 和坐骨神经。

（4）短收肌

【起始】耻骨上支和下支外表面的狭窄起点。

【抵止】进入从小转子走行到粗线的管线，进入粗线上部分。

【作用】髋关节处大腿的内收和屈曲。

【神经及节段】闭孔神经 L3 ～ L4 和坐骨神经分支。

（5）大收肌

【起始】耻骨下支、坐骨下支和粗隆。

【抵止】股骨内侧髁上的收肌结节及股骨嵴上的内侧唇。

【作用】髋关节处大腿的内收和伸展。

【神经及节段】闭孔神经 L3 ～ L4 和坐骨神经分支。

3. 后群肌

后群肌肉有股二头肌、半腱肌、半膜肌。

（1）股二头肌

①股二头肌长头

【起始】坐骨结节，与半腱肌和半膜肌共用一条肌腱。

【抵止】腓骨头外侧面。

【作用】膝关节处下肢的屈曲和外旋；髋关节处大腿伸展。

【神经及节段】胫神经 S1 ～ S3。

②股二头肌短头

【起始】股骨的股骨嵴。

【抵止】腓骨头外侧面。

【作用】膝关节处下肢的屈曲和外旋。

【神经及节段】腓总神经L5～S2。

（2）半腱肌

【起始】坐骨结节，与半膜肌和股二头肌共用肌腱。

【附着处】胫骨上中轴的内侧面，通过鹅足的总肌腱。

【作用】膝关节处屈曲小腿；向内旋转小腿。

【神经及节段】胫神经L5～S2。

（3）半膜肌

【起始】坐骨结节，与半腱肌和股二头肌共用肌腱。

【附着处】胫骨内侧髁的后表面。

【作用】膝关节处屈曲小腿；向内旋转小腿。

【神经及节段】胫神经L5～S2。

（三）小腿肌

小腿肌有前群肌、后群、外侧群肌肉等。

1. 前群肌

前群肌有胫骨前肌、踇长伸肌、趾长伸肌、腓骨第三肌。

（1）胫骨前肌

【起始】胫骨外侧髁和近端外侧干。

【附着处】第1跖骨底部和内侧楔骨。

【作用】足背曲和内翻。

【神经及节段】深部腓神经L4～S1。

（2）踇长伸肌

【起始】腓骨前面及邻近前骨间膜。

【抵止】第 1 趾远节趾骨的背面。

【作用】第 1 趾伸展。

【神经及节段】腓深神经 L4 ～ S1。

（3）趾长伸肌

【起始】胫骨外侧髁、前腓骨干的 3/4 及骨间膜。

【抵止】第 2 ～ 5 趾的趾骨远端。

【作用】第 2 ～ 5 趾的伸展。

【神经及节段】腓深神经 L4 ～ S1。

（4）腓骨第三肌

【起始】胫骨的前表面、胫腓连结、肌间膜。

【抵止】第 5 跖骨底的背面。

【作用】踝关节处足的背屈和外翻。

【神经及节段】腓深神经 L3 ～ S1。

2. 后群肌

后群肌分浅层、深层。

浅层　为小腿三头肌，由腓肠肌、比目鱼肌组成。

（1）腓肠肌

【起始】内侧和外侧头起源于各自股骨髁的后面。

【附着处】通过跟腱的方式嵌入跟骨的后面。

【作用】足部的跖曲，在膝关节处弯曲小腿。

【神经及节段】胫神经 S1 ～ S2。

（2）比目鱼肌

【起始】腓骨干头部及上 1/3 的后表面，后胫骨的相邻内侧区。

【抵止】通过跟腱嵌入跟骨后部。

【作用】足跖屈。

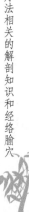

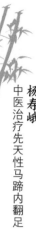

深层

（1）腘肌

【起始】股骨外侧髁的外表面。

【抵止】胫骨干近端后表面。

【作用】膝关节处下肢的内旋；膝关节处下肢的屈曲（解锁膝关节）。

【神经及节段】胫神经 L4 ～ S1。

（2）趾长屈肌

【起始】胫骨后面。

【抵止】足 2 ～ 5 趾的远侧段趾骨的下面。

【作用】足 2 ～ 5 趾指骨远端关节中的指骨屈曲；踝关节足部内翻和跖屈。

【神经及节段】胫神经 L4 ～ S2。

（3）胫骨后肌

【起始】小腿骨间膜、胫骨后面和腓骨内侧面的上 2/3。

【附着处】足舟骨结节和楔骨腱索、骰骨和跖骨 2 ～ 4。

【作用】足跖屈；足翻转和内收。

【神经及节段】胫神经 L5 ～ S1。

（4）踇长屈肌

【起始】后腓骨的下 2/3 和下骨间膜。

【抵止】第 1 趾骨远节趾骨的下面。

【作用】第 1 趾骨远节趾骨屈曲；踝关节处足的内翻和跖曲。

【神经及节段】胫神经，腓深支 L4 ～ S2。

3. 外侧群

外侧群有腓骨长肌、腓骨短肌。

（1）腓骨长肌

【起始】骨间膜、胫骨后表面、腓骨后表面的头部和上2/3。

【抵止】第 1 跖骨底部。

【作用】踝关节处足的外翻和跖曲；帮助支撑足底横弓。

【神经及节段】腓浅神经 L4 ～ S1。

（2）腓骨短肌

【起始】腓骨远端 2/3 的外缘和邻近肌间隔。

【抵止】跖骨外侧的粗隆。

【作用】踝关节处足的外翻和跖曲。

【神经及节段】腓浅神经 L4 ～ S1。

（四）足肌

1. 足背肌

足背肌有蹬短伸肌、趾短伸肌。

（1）蹬短伸肌

【起始】跟骨背面。

【抵止】第 1 跖骨（大蹬指）近端趾骨底部的背面。

【作用】第 1 趾（大蹬指）伸展。

【神经及节段】腓深神经 L5 ～ S1。

（2）趾短伸肌

【起始】跟骨的背面和外侧面

【附着处】趾长伸肌肌腱的外侧面至 2 ～ 4 趾。

【作用】伸展第 2 ～ 4 趾。

【神经及节段】深部腓神经 L5 ～ S1。

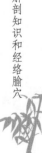

2. 足底肌

足底肌分为内侧群、外侧群、中间群。

内侧群

内侧群有踇展肌、踇短屈肌、踇收肌。

（1）拇展肌

【起始】屈肌支持带、跟骨结节内侧突、足底腱膜。

【抵止】第1足趾（大拇指）近节趾骨底部胫（内）侧。

【作用】伸展第1趾（大拇指）的外展和屈曲。

【神经及节段】属于尺神经分支的足底内侧神经 L5～S1。

（2）踇短屈肌

【起始】内侧楔骨。

【抵止】踇趾近节趾骨底。

【作用】屈踇趾。

【神经及节段】属于尺神经分支的足底内侧神经 S1～S2。

（3）踇收肌

①横头

【起始】第3、4和5趾关节足底跖趾韧带。

【附着处】第1趾外侧。

【作用】第1趾（大踇趾）外展。

【神经及节段】足底外侧神经 S2、S3。

②斜头

【起始】第2、3和4跖骨及腓骨长肌。

【附着处】第1趾近节趾骨底部内侧。

【作用】第1趾外展。

【神经及节段】足底外侧神经 S2～S3。

外侧群

外侧肌有小趾展肌、小趾短屈肌、小趾对跖肌。

（1）小趾展肌

【起始】起自跟骨结节外侧突和足底腱膜。

【附着处】第 5 趾近节趾骨外（腓）侧。

【作用】第 5 趾外展和屈曲。

【神经及节段】尺神经分支足底外侧神经 S2 ～ S3。

（2）小趾短屈肌

【起始】第 5 跖骨的基部和腓骨长肌鞘。

【附着处】第 5 跖骨基底部外侧。

【作用】弯曲第 5 趾的跖趾关节（MTP）。

【神经及节段】脚底外侧神经、浅表分支。

（3）小趾对跖肌

【起始】第 5 跖骨的基部和腓骨长肌鞘。

【附着处】第 5 跖骨远侧 1/2 外部。

【作用】第 5 趾弯曲；将跖骨向内向下拉。

【神经及分段】足底外侧神经 S1 ～ S2。

中间群

中间群有趾短屈肌、蚓状肌、骨间背侧肌等。

（1）趾短屈肌

【起始】跟骨的内侧突、足底腱膜。

【附着处】第 2 ～ 5 趾中节趾骨的外侧面，通过肌腱滑车。

【作用】弯曲第 2 ～ 5 趾。

【神经及节段】足底内侧神经 L5 ～ S1。

（2）蚓状肌

【起始】趾长屈肌的肌腱。

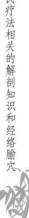

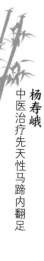

【附着处】近节趾骨 2～4 的背面和趾长伸肌肌腱的扩大部。

【作用】弯曲跖趾关节、伸展近端趾间关节和远端趾间关节。

【神经及节段】胫神经的末端分支；通过跖内侧神经分出第 1 蚓状肌分支，通过跖外侧神经分出第 2～4 蚓状肌分支。

（3）骨间背侧肌

【起始】两块跖骨的邻近在其任意一侧。

【抵止】第 2～4 趾近端趾骨的底面，延伸到趾伸肌肌腱的腱膜。

【作用】第 2～4 跖趾关节的屈曲，第 2～4 趾近端趾间和远端趾间关节的伸展。

【神经及节段】足底外侧神经 S2～S3。

第三节　经络与腧穴

一、足阳明胃经

足阳明胃经：髀关、伏兔、梁丘、犊鼻、足三里、上巨虚、下巨虚、丰隆、解溪、冲阳。

1. 髀关

【定位】在股前区，股直肌近端、缝匠肌与阔筋膜张肌 3 条肌肉之间的凹陷中。

【主治】下肢痿痹，腰痛、膝冷等腰及下肢病证。

2. 伏兔

【定位】在股前区，髌底上 6 寸，髂前上棘与髌底外侧端的连线上。

【主治】下肢痿痹，腰痛、膝冷等腰及下肢病证；疝气；脚气。

3. 阴市

【定位】在股前区，髌底上 3 寸，股直肌肌腱外侧缘。

【主治】下肢痿痹，膝关节屈伸不利；疝气。

4. 梁丘（郄穴）

【定位】在股前区，髌底上 2 寸，股外侧肌与股直肌肌腱之间。

【主治】膝肿痛、下肢不遂等下肢病证；急性胃痛；乳痈、乳痛等乳疾。

5. 犊鼻

【定位】在膝前区，髌韧带外侧凹陷中。

【主治】膝痛、屈伸不利、下肢麻痹等下肢、膝关节病证。

6. 足三里（合穴，胃下合穴）

【定位】在小腿外侧，犊鼻下 3 寸。胫骨前嵴外一横指处，犊鼻与解溪连线上。

【主治】胃痛、腹胀、腹泻、呕吐、噎膈、痢疾、便秘等胃肠病证；下肢痿痹；癫狂等神志病；乳痈、肠痈等外科疾患；虚劳诸证，为强壮保健要穴。

7. 上巨虚（大肠下合穴）

【定位】小腿外侧，犊鼻下 6 寸，犊鼻与解溪连线上。

【主治】下肢痿痹；肠鸣、腹痛、腹泻、肠痈等胃肠疾病。

8. 下巨虚（小肠下合穴）

【定位】小腿外侧，犊鼻下 9 寸，犊鼻与解溪连线上。

【主治】腹泻、痢疾、小腹痛等胃肠病证；下肢痿痹；乳痈。

9. 条口

【定位】在小腿外侧，犊鼻下 8 寸，犊鼻与解溪连线上。

【主治】下肢痿痹；转筋；肩臂痛；脘腹疼痛。

10. 丰隆（络穴）

【定位】在小腿前外侧，当外踝尖 8 寸，条口外侧，距胫骨前缘两横指。

【主治】咳嗽、哮喘、痰多、咽喉肿痛，头痛、眩晕、癫痫、精神病，小腿酸痛、麻木、下肢瘫痪。

11. 解溪（经穴）

【定位】在踝区，踝关节前面中央凹陷中，拇长伸肌腱与趾长肌腱之间。

【主治】下肢痿痹、踝关节病、足下垂等下肢、踝关节疾患；头痛、眩晕；癫狂；腹胀、便秘。

12. 冲阳（原穴）

【定位】在足背，第 2 跖骨基底部中间楔状骨关节处，可触及足背动脉。

【主治】胃痛；口眼歪斜；癫狂痫；足痿无力。

13. 陷谷（输穴）

【定位】在足背，第 2、3 跖骨间，第 2 跖趾关节近端凹陷中。

【主治】面肿、水肿等水液输布失常性疾患；足背肿痛；肠鸣腹痛。

14. 内庭（荥穴）

【定位】在足背，当第 2、3 趾间，趾蹼缘后方赤白肉交际处。

【主治】齿痛、咽喉肿痛、鼻衄等五官热性病证；热病；吐酸、腹泻、痢疾、便秘等胃肠病证；足背肿痛，跖趾关节痛。

二、足太阴脾经

1. 太白（输穴、原穴）

【定位】在跖区，第 1 跖关节近端赤白肉凹陷中。

【主治】肠鸣、腹胀、腹泻、便秘、胃痛等脾胃病证；体重节痛。

2. 商丘（经穴）

【定位】在踝区，内踝前下方，舟骨粗隆与内踝尖连线的中点凹陷处。

【主治】腹胀、腹泻、便秘等脾胃病证；黄疸；足踝痛。

3. 三阴交（足太阴脾经、足少阴肾经、足厥阴肝经交会穴，头回阳九针穴之一）

【定位】在小腿内侧，内踝尖上 3 寸，胫骨内侧缘后际。

【主治】腹胀、肠鸣、腹泻等脾胃虚弱诸证；月经不调、带下、阴挺、不孕、滞产等妇产科病证；遗精、阳痿、遗尿等生殖泌尿系统疾患；心悸，失眠，高血压；下肢痿痹；阴虚诸证。

4. 漏谷

【定位】在小腿内侧，内踝尖上 6 寸，胫骨内侧缘后际。

【主治】腹胀，肠鸣；小便不利，遗精；下肢痿痹。

5. 地机（郄穴）

【定位】在小腿内侧，阴陵泉下 3 寸，胫骨内侧缘后际。

【主治】痛经、崩漏、月经不调等妇科病；腹痛、腹泻等肠胃病证；疝气；小便不利、水肿等脾不运化水湿病证。

6. 阴陵泉（合穴）

【定位】在小腿内侧，胫骨内侧髁下缘与胫骨内侧缘之间的凹陷中。

【主治】腹胀，腹泻，黄疸，水肿；小便不利，遗尿，尿失禁；阴部痛，痛经，遗精；膝痛。

7. 血海

【定位】在股前区，髌底内侧端上 2 寸，股内侧肌隆起处。

【主治】月经不调、痛经、闭经等妇科病；隐疹、湿疹、丹毒等血热性皮肤病；膝股内侧痛。

三、足太阳膀胱经

1. 承扶

【定位】在股后区，臀沟的中点。

【主治】腰、骶、臀、股部疼痛；痔疮。

2. 殷门

【定位】在股后区，臀沟下 6 寸，股二头肌与半腱肌之间。

【主治】腰痛，下肢痿痹。

3. 浮郄

【定位】在膝后区，腘横纹上 1 寸，股二头肌腱内侧缘。

【主治】膝腘部疼痛、麻木；便秘。

4. 委阳（三焦下合穴）

【定位】在膝部，腘横纹上，股二头肌腱的内侧缘。

【主治】腹满，小便不利；腰脊强痛，腿足挛痛。

5. 委中（合穴，四总穴，马丹阳天星十二穴之一）

【定位】在膝后区，腘横纹中点。

【主治】腰背痛、下肢痿痹等腰及下肢病证；腹痛、急性吐泻等急症；隐疹、丹毒；小便不利，遗尿。

6. 合阳

【定位】在小腿后面区，腘横纹下 2 寸，腓肠肌内、外侧头之间。

【主治】腰脊强痛，下肢痿痹；疝气；崩漏。

7. 承筋

【定位】在小腿后区，腘横纹下 5 寸，腓肠肌两肌腹之间。

【主治】腰腿拘急、疼痛；痔疾。

8. 承山（马丹阳天星十二穴之一）

【定位】在小腿后区，腓肠肌两肌腹与肌腱交角处。

【主治】腰腿拘急、疼痛；痔疾，便秘；腹痛，疝气。

9. 飞扬（络穴）

【定位】在小腿后区，昆仑直上 7 寸，腓肠肌外下缘与跟腱移行处。

【主治】腰腿疼痛；头痛，目眩；鼻塞，鼻衄；痔疾。

10. 跗阳（郄穴）

【定位】在小腿后区，昆仑直上 3 寸，腓骨与跟腱之间。

【主治】腰骶痛、下肢痿痹、外踝肿痛等腰、下肢病证；头痛。

11. 昆仑（经穴，马丹阳天星十二穴之一）

【定位】在踝区，外踝尖与跟腱之间凹陷中。

【主治】后头痛，项强，目眩；腰骶疼痛，足踝肿痛；癫痫；滞产。

12. 仆参

【定位】在跟区，昆仑直下，跟骨外侧，赤白肉交际处。

【主治】足跟痛，下肢痿痹；癫痫。

13. 申脉（八脉交会穴之一，足太阳膀胱经与阳跷脉的会穴）

【定位】在踝区，外踝尖直下，外踝下缘与跟骨之间凹陷中。

【主治】头痛，眩晕；失眠、癫狂痫等神志病；腰腿酸痛。

14. 金门（郄穴）

【定位】在足背，外踝前缘直下，第5跖骨粗隆后方，骰骨下缘凹陷中。

【主治】头痛、腰痛、下肢痿痹、外踝痛等痛证、痹证；癫痫；小儿惊风。

15. 京骨（原穴）

【定位】在足外侧，第5跖骨粗隆下方，赤白肉际处。

【主治】头痛，项强；腰腿痛；癫痫；目翳。

16. 束骨（输穴）

【定位】在跖区，第5跖趾关节近端，赤白肉际处。

【主治】头痛、项强、目眩等头部疾患；癫狂；腰腿痛。

17. 足通谷（荥穴）

【定位】在足趾，第5跖趾关节的远端，赤白肉交际处。

【主治】头痛，项强；目眩，鼻衄；癫狂。

四、足少阴肾经

1. 涌泉（井穴，回阳九针穴之一）

【定位】在足底部，屈足蜷趾时足心最凹陷中，约当足底第 2、3 趾蹼缘与足跟连线的前 1/3 与后 2/3 交点处。

【主治】昏厥、中暑、小儿惊风、癫狂病等急症及神志病症；头痛，头晕，目眩，失眠；咯血、咽喉肿痛、喉痹、失喑等肺系病症；大便难，小便不利；奔豚气；足心热。

2. 然谷（荥穴）

【定位】在足内侧，足骨粗隆下方，赤白肉际处。

【主治】月经不调、阴挺、阴痒、白浊等妇科病症；遗精、阳痿、小便不利等泌尿生殖系统疾患；咯血、咽喉肿痛；消渴；下肢痿痹，足跗痛；小儿脐风，口噤；腹泻。

3. 太溪（输穴，原穴，回阳九针穴之一）

【定位】在足踝区，内踝尖与跟腱之间凹陷中。

【主治】头痛、目眩、失眠、健忘、遗精、阳痿等肾虚证；咽喉肿痛、齿痛、耳鸣、耳聋等阴虚性五官病症；咳嗽、气喘、咯血、胸痛等肺系疾患；消渴，小便频数，便秘；月经不调；腰脊痛，下肢厥冷，内踝肿痛。

4. 大钟（络穴）

【定位】在跟区，内踝后下方，跟骨上缘，跟腱附着部前缘凹陷中。

【主治】痴呆；癃闭，遗尿，便秘；月经不调；咯血，气喘；腰脊强痛；足踝痛。

5. 照海（八脉交会之一，足少阴肾经与阴跷脉的会穴）

【定位】在踝区，内踝尖下 1 寸，内踝下缘边际凹陷中。

【主治】失眠、癫痫等神志病症；咽喉干痛、目赤肿痛等五官热性病症；月经不调、痛经、带下、阴挺等妇科病症；小便频数，癃闭。

6. 复溜（经穴）

【定位】在小腿内侧，内踝尖上 2 寸，跟腱的前缘。

【主治】水肿、汗证（无汗或多汗）等津液输布失调病症；腹胀、腹泻、肠鸣等胃肠病症；腰脊强痛，下肢痿痹。

7. 交信（郄穴）

【定位】在小腿内侧，在内踝尖上 2 寸，胫骨内侧缘后际凹陷中；复溜前 0.5 寸。

【主治】月经不调、痛经、崩漏、阴挺、阴痒等妇科病症；腹泻、便秘、痢疾等胃肠病症；五淋；疝气。

五、足少阳胆经

1. 膝阳关

【定位】在膝部，股骨外上髁后上缘，股二头肌腱与髂胫束之间的凹陷中。

【主治】膝腘肿痛、挛急及小腿麻木等下肢、膝关节疾患；脚气。

2. 阳陵泉（合穴，胆下合穴，八会穴之筋会，马丹阳天星十二穴之一）

【定位】在小腿外侧，腓骨头下方凹陷中。

【主治】黄疸、肋痛、口苦、呕吐、吞酸等肝胆犯胃病证；膝肿痛，下肢痿痹及麻木等下肢、膝关节疾患；小儿惊风；肩痛。

3. 阳交（郄穴）

【定位】在小腿外侧，外踝尖上 7 寸，腓骨后缘。

【主治】惊狂、癫痫等神志病症；瘛疭；胸胁满痛；下肢痿痹。

4. 光明（络穴）

【定位】在小腿外侧，外踝尖上 5 寸，腓骨前缘。

【主治】目痛、夜盲、近视、目花等目疾；胸乳胀痛，乳少；下肢痿痹。

5. 阳辅（经穴）

【定位】在小腿外侧，外踝尖上 4 寸，腓骨前缘。

【主治】偏头痛、目外眦痛、咽喉肿痛、腋下肿痛、胸胁满痛等头面躯体痛证；瘰疬；下肢痿痹。

6. 悬钟（八会穴中之髓会）

【定位】在小腿外侧，外踝尖上 3 寸，腓骨前缘。

【主治】痴呆、中风等髓海不足疾患；颈项强痛，胸胁满痛，下肢痿痹。

7. 丘墟（原穴）

【定位】在踝区，外踝的前下方，趾长伸肌腱的外侧凹陷中。

【主治】目赤肿痛、目翳等目疾；颈项痛、胸胁痛、腋下肿、外踝肿痛等痛证；足内翻，足下垂。

8. 足临泣（输穴，八脉交会穴之一，通于带脉）

【定位】在足背，第 4、5 跖骨底结合部的前方，第 5 趾长伸肌腱外侧凹陷中。

【主治】偏头痛、目赤肿痛、胁肋疼痛、足跗疼痛等痛证；月经不调，乳少，乳痈；疟疾；瘰疬。

9. 地五会

【定位】在足背，第4、5跖骨间，第4跖趾关节近端凹陷中。

【主治】头痛、目赤肿痛、胁痛、足跗肿痛等痛证；耳鸣，耳聋；乳痈。

10. 侠溪（荥穴）

【定位】在足背，当第4、5趾间，趾蹼缘后方赤白肉交际处。

【主治】惊悸；头痛、眩晕、颊肿、耳鸣、耳聋、目赤肿痛等头面五官病症；胸胁疼痛、膝股痛、足跗肿痛等痛证；乳痈；热病。

六、足厥阴肝经穴

1. 太冲（输穴，原穴，马丹阳天星十二穴之一）

【定位】在足背，当第1、2跖骨间，跖骨底结合部前方凹陷中，或触动脉搏动。

【主治】中风、癫狂痫、小儿惊风、头痛、眩晕、耳鸣、目赤肿痛、口歪、咽痛等肝经风热病症；月经不调、痛经、闭经、崩漏、带下、滞产等妇产科病症；黄疸、胁痛、口苦、腹胀、呕逆等肝胃病症；癃闭、遗尿；下肢痿痹，足跗肿痛。

2. 中封（经穴）

【定位】在踝区，内踝前，胫骨前肌肌腱的内侧凹陷中。

【主治】疝气；阴缩，阴茎痛，遗精；小便不利；腰痛、少腹痛、内踝肿痛等痛证。

3. 蠡沟（络穴）

【定位】在小腿内侧，当足内踝尖上5寸，胫骨内侧面的中央。

【主治】月经不调、赤白带下、阴挺、阴痒等妇科病症；小便不利；疝气，睾丸肿痛；足胫疼痛。

4. 中都（郄穴）

【定位】在小腿内侧，内踝尖上 7 寸，胫骨内侧面的中央。

【主治】疝气，小腹痛；崩漏，恶露不尽；泄泻；下肢痿痹。

5. 膝关

【定位】在膝部，胫骨侧髁的下方，阴陵泉后 1 寸。

【主治】膝髌肿痛；下肢痿痹。

6. 曲泉（合穴）

【定位】在膝部，腘横纹内侧端，半腱肌内侧缘凹陷中。简单取穴为屈膝，在腘横纹内侧端上方凹陷处。

【主治】月经不调、赤白带下、阴挺、阴痒、产后腹痛、腹中包块等妇科病症；遗精，阳痿，疝气；小便不利；膝髌肿痛；下肢痿痹。

七、经外奇穴

1. 髋骨

【定位】在股前区，梁丘两旁各 1.5 寸，一肢 2 穴。

【主治】腿痛膝关节痛，风湿性关节炎。

2. 鹤顶

【定位】在膝前区，髌底中点的上方凹陷中。

【主治】膝痛，足胫无力，下肢瘫痪。

3. 内膝眼

【定位】在膝部，髌韧带内侧凹陷的中央。

【主治】膝痛，腿痛；脚气。

4. 膝眼

【定位】膝关节伸侧面，在髌韧带两侧凹陷处，内侧称内膝眼，外侧称外膝眼、犊鼻。

【主治】膝关节痛，足膝重痛、无力，脚气。

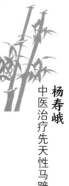

第五章　小儿先天性马蹄内翻足的病因病理

第一节　西医学病因和病理机制

一、病因

小儿先天性马蹄内翻足发病的病因和机制尚不完全清楚，多病因还是单病因致病、各病因之间的关系和作用机制等仍需进一步研究，但已有研究认为与下列因素有关。

1. 环境和遗传因素

有研究表明遗传、环境因素是引起本病的重要原因，二者相互作用、影响。

2. 胚胎发育阻滞或宫内胎位异常

胚胎发育阻滞或宫内胎位异常，包括在胚胎足部肢芽形成阶段缺氧；胎儿在子宫内足部位置异常或受子宫内的异常压力导致神经、肌力病变。上述因素导致了足部的肌肉发育不正常，或韧带、神经发育异常，进而影响骨骼发育速度不协调而发生畸形。

3. 骨骼发育异常

骨骼发育异常，特别是距骨畸形也是小儿先天性马蹄内翻

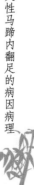

足发病的病因之一。

有关本病病因的学说繁多，综合来看有遗传学说、原始骨基质发育异常学说、足部软组织挛缩学说、血管异常学说、区域性生长紊乱学说及子宫内发育阻滞学说等。但近几年来，多倾向于本病与神经、肌肉异常的病变有关，认为先天性马蹄内翻足是胎儿早期肌力不平衡的结果，而肌力的改变又以神经异常为基础。骨骼、关节和软组织挛缩是继发于肌力不平衡的适应性改变。有研究发现，先天性马蹄内翻足患儿可见小腿后、内侧肌肉中型与Ⅱ型肌纤维比例失常、Ⅰ型肌纤维增加并出现聚集的现象，在神经区域中，同时发现有神经纤维和运动终板的退变与再生的变化。

SteWart 和 Bechtol 通过对本病的胚胎学研究，提出肌力不平衡观点。张成普等则通过对本病的小腿肌肉运动神经支配的组织学观察，提出马蹄内翻足是一种神经源性疾病。吉士俊等对本病病因学的研究，又提示本病病因为神经肌肉病变使两组肌力不平衡而产生马蹄内翻足。徐新智等通过对先天性马蹄内翻足的电生理学研究发现，大部分电生理检查有异常改变，支持有关马蹄内翻足病因的神经肌肉学说。Ldbrin 等在此病的电生理研究中也发现大部分电生理异常改变，且腓骨肌肌力减弱经手术后多数患儿得到恢复。陆裕朴等根据临床研究结果认为，先天性马蹄内翻足有肌力不平衡存在，提出早期胫前肌外移，建立肌力平衡的临床方法常会获得良好效果。随着畸形的发展，各肌肉发育受到影响，胫前肌及胫后肌挛缩，腓骨肌细小。因长期足内翻而处于被动牵拉延长状态，其肌力及外翻作用逐渐减少。有学者检查患病死婴，发现患侧腓骨肌重量只有健侧一半。因此，肌力不平衡是临床普遍现象，即内翻肌（胫前肌及胫后肌）强而短缩，外翻肌（腓骨肌）弱而伸长，导致内翻肌与外翻肌不平衡，同时足跖屈肌（小腿三头肌）强于足背伸肌（胫前肌），形成典型的马蹄内翻足畸形。

二、病理机制

本病的病理机制表现为累及软组织、关节与骨骼组织，病理初期是以软组织异常为主要表现，在初生婴儿大多数只有软组织改变而骨关节正常或仅有轻微改变。足内侧肌肉挛缩的张力增加，韧带、关节囊及腱膜肥厚短缩导致足轻度下垂和足前部内收畸形。但随着年龄的增长，其病变可进行性加重。足踝部的韧带、肌腱、筋膜日渐变短、挛缩，以小腿内、后侧肌和足底部肌病变明显，而腓骨肌和足伸肌则拉长、松弛。尤其是以跟腱、胫前肌、胫后肌、腓长肌肌腱止点异常为主要特征。少数病例胫前肌发育不良。足内侧及后方的关节囊挛缩，足内侧和跖韧带如足内侧的三角韧带、跟舟韧带、弹簧韧带及后侧的跟腓韧带、距腓韧带、趾长屈肌腱、拇长屈肌腱、跖腱膜挛缩严重。

骨性改变主要在跗骨，出现跗骨排列异常、距骨向内侧和跖侧偏移、跟骨内翻、舟骨内移、距骨关节脱位，以及骰骨内移、靠近跟骨远端的内侧。晚期患者可见跖骨内收和胫骨内旋。

小儿先天性马蹄内翻足畸形包括足下垂、前足内翻内收，后足也有内收和内翻。具体有如下表现：

1. 骨改变

跟骨内翻后端向上，跟骨内翻、内侧结节接近内踝；跟骨后端向上，跟骨内端向内接近距骨长轴。

距骨跖屈，其上方关节面越出踝穴。距骨颈向内，较正常

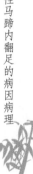

小，而且其位置也不在距骨的中央。

舟骨旋转，与长轴几乎垂直。同时，舟骨结节可与内踝接触而产生新的关节小面。其他诸骨在新生儿时期大体正常。负重后有骰骨楔形改变和跖骨内弯等。先天性马蹄内翻足的足部正位 X 线照片与正常足 X 线照片对比，跟骨和距骨头分开。距骨头与第一骨呈一条直线，跟骨则朝向第四、五骨。马蹄内翻足的跟距骨二者重叠，均朝向第五跖骨，舟状骨向内移位，与距骨关系失常。

2. 关节改变

小儿先天性马蹄内翻足的跟、距、骰三骨构成中跗关节。跟、距、骰骨三骨构成一复合体，包括距舟关节、跟距关节的前部和中部及内跖侧的跟舟韧带（弹簧韧带）。这种特殊的球臼关节除跟距关节的后部以外，为一共同滑膜关节腔。距骨头（球部）与舟骨的臼部相关节，其背内侧为三角韧带，距舟关节囊和胫后肌腱，外侧为分叉的 Y 形韧带。距侧有跟骨前中部和弹簧韧带支持。此球臼关节与一般球臼关节不同，特点为臼随球转动。同时，关节四周有弹性纤维韧带附着。这可使此关节拉紧或放松。跟骨虽不和舟骨直接相连，但二者有强有力的弹簧韧带连接。因此，可视为一个整体共同活动。足背伸和跖屈时，踝和距舟关节均参加活动。足背伸时就有旋前（外翻），跟骨也随之外翻。跟骨的前端向外移动，舟骨也随之向外，跟骨后结节向下。距舟关节覆盖距骨头的面积加大。足跖屈时有足旋后（内翻），跟骨也内翻。跟骨的前端在距骨下向内移。相反，跟骨的后端向上向外。此外，舟骨在距骨头上向内活动。跟距舟关节的容量减少，距骨头在外侧显露得较多。

足内翻动作大部分是距下关节的前部和距舟关节的运动。

顽固性畸形足因软组织严重挛缩，跟舟骨均不能自距骨头部复位。

3.肌肉和肌腱改变

手术松解挛缩组织可发现三组病变，即后、内和距下三组。后方挛缩是指踝和距下关节囊，跟腱及后距腓和跟腓韧带的变化。由于跟腱的附着点偏跟骨后内，故有助于跟骨内翻。内侧挛缩包括三角韧带、弹簧韧带、距舟关节囊、胫后肌、屈趾长和屈拇长肌腱。距下关节挛缩系距下关节前部的骨间韧带和Y形韧带的变化。

距骨在正常情况下稳定在踝穴中，并无肌肉和韧带附着。畸形足跖屈时，距骨随跟骨一同向下呈马蹄位，因此，距骨脱离踝穴，矫正马蹄下垂位时，距骨下的跟骨及其后方挛缩的胫距骨关节囊和后距腓韧带则成为阻力。

足内侧挛缩使舟骨、跟骨的载距突和内踝聚集在一起。挛缩组织包括胫后肌腱、三角韧带、弹簧韧带和距舟关节囊。

大龄儿童的畸形足有空凹足，是由于跖腱膜和外展拇趾肌挛缩的缘故。畸形足病儿的小腿三头肌萎缩，严重的和晚期的病例更为明显。

第二节　中医学病因病机

古代医籍中，尚无"先天性马蹄内翻足"这一病名，也没有和本病病因病理直接相关的论述。小儿先天性马蹄内翻足临床表现复杂，根据骨骼、关节、肌肉的病理变化，多属于中医学"痿证"范畴。因此，作者认为小儿先天性马蹄内翻足的中医病因和痿证相似，是因外感或内伤，使精血受损，肌肉筋脉失养，以致筋脉弛缓，软弱无力，不能随意运动或伴有肌肉萎缩的一种病症。临床下肢痿弱较为多常见，亦属古籍中的"痿痹"。《素问·痿论》将痿证分为"脉痿""肉痿""骨痿""筋痿""皮痿"五痿。

中医学理论认为，肾为先天之本，生命之根，主人身之元气。脾为后天之本，脾统血，主运化，在体合肉。肺为华盖，朝百脉，主治节，输布精液。心主血脉，它不仅是君主之官，也是人体动力的源泉。肝为将军之官，主疏泄，在体合筋，功能条达人的气血、情志和运动四肢。人体的功能依靠于五脏的正常运转。因此，五脏六腑紊乱，阴阳失衡，气血失调，导致孕妇身体不好，胎儿易患先天性马蹄内翻足。如果孕妇身体好，胎儿也会健康。

《素问·灵兰秘典论》曰："心者，君主之官也，神明出焉。肺者，相傅之官，治节出焉。肝者，将军之官，谋虑出焉。胆者，中正之官，决断出焉。膻中者，臣使之官，喜乐出焉。脾胃者，仓廪之官，五味出焉。大肠者，传道之官，变化出焉。小肠者，受盛之官，化物出焉。肾者，作强之官，伎巧出焉。三焦者，决渎之官，水道出焉。膀胱者，州都之官，津液藏焉，气化则能出焉。凡此十二官者，不得相失也。故主明则下安，以此养生则寿，殁世不殆，以为天下则大昌。主不明则十二官危，使道闭塞而不通，形乃大伤，以此养生则殃，以为天下者，其宗大危，戒之戒之！"这讲得很明白，即告诉我们，如能明明白白按照春夏秋冬季节变化，避免风寒暑湿燥火的侵袭，在四时适当饮食、生活、起居、运动，淡泊名利，保持良好心态，这样才是有智慧的人，会生活的人，就不会有病，并且还会长寿。目前，不少人有了身孕后，不注意饮食清淡、荤素平衡，过食咸辣甜冷的食物，甚至有的孕妇玩手机到深夜，太阳升起很高了，还在睡懒觉。有的孕妇不注意睡姿，侧身不翻身，蜷缩着腿，自认为舒服。这些行为和习惯都是不可取的。

临床观察证实，本病患儿下肢有内外翻肌力不平衡的现象，畸形的发展主要是继发性的。软组织改变有足底内侧软组织挛缩，包括外展蹬长肌肌腱、跟腱、内侧跖跗及跗骨关节囊、跟舟韧带、三角韧带、跖腱膜、踝关节后囊、距下后关节囊及胫前肌腱。新生婴儿病变较轻，易于被动纠正内翻；但如不早期解决肌力不平衡的问题，足畸形将逐渐发展。待患儿站立行走和负重后，继发性畸形加重，足外形与软组织的挛缩和骨关节错位与骨畸形会日渐严重。主要表现为前足内翻内收、足下垂、跟骨向内移位，近端向上向外移位；距骨距屈，向内向下移位，距骨头突出于足背表皮；舟骨、骰骨均向内移位，有的甚至脱位；跖骨内收严重变形，重点在跗关节处偏斜，足外侧缘凸突呈弧形，内侧凹陷弧形。上述 4 个主要畸形都是继发性病理改变。除此之外，患儿还会出现膝以下肌肉萎缩、大腿与胫骨内旋等病症，导致跟骨内翻，远端与臀部肌肉均萎缩，包括大收肌、半腱肌、半膜肌、股薄肌、缝匠肌、股四头肌等肌肉，最后致使马蹄内翻足畸形严重。

在临床实践中，作者发现还有以下几点可能的病因。

1. 饮食失调和生活起居无节

胎儿在子宫内由于羊水过少，无法转动而致双足内翻且无法自主恢复原状。主要是饮食失调与生活起居无节，导致食物的精华不能吸收，体内阴阳不平衡，气血不足，五脏六腑失调与亏虚，进而引起羊水过少，终致婴儿在母体内无法转动而出现先天性马蹄内翻足。

2. 孕期不注意姿势

根据笔者近40年的临床观察，倾向于把胎儿在子宫内足部位置异常或受子宫内异常压力的影响作为先天性小儿马蹄内翻足的主要致病原因。通过问诊我了解到，患儿母亲有的在怀孕期间喜欢坐小矮板凳。这种生活习惯大多从怀孕起持续至孕期五个月时。她们有的坐下后就不愿意走动，甚至为了打麻将一坐下来就不再起身，严重缺乏身体活动。还有的妈妈睡觉时，侧身蜷缩着身体，睡觉不翻身……以上诸多原因造成了婴儿在腹腔内和子宫内受到压力，无法自主运动，导致脚也无法转动，形成了先天性马蹄内翻足。这种比较普遍的现象与发生先天性马蹄内翻足的关系较大。这些是我了解和观察到的，不过具体致病机制还需要进一步探讨与研究。

3. 父母身高差异，母体子宫偏小

在临床实践工作中，我观察到一个特殊现象，就是患此病症的患儿父母身高差别比较大，一般是丈夫在1.75m或以上，而妻子在1.5m以下，父母的身高差在25cm以上。在患有先天性马蹄内翻足的患儿中，父母身高差异较大的儿童较多，这种情况的患者可占所有患儿的10%以上。出现这种情况，可考虑因母亲身体矮小，母体的子宫也就偏小。在受孕后婴儿发育较好，随着时间的增加、婴儿的长大，母亲的子宫逐日变薄，而婴儿在母体子宫内转动受限，子宫内压力大而导致下肢软组织挛缩，最后形成了双侧或单侧先天性马蹄内翻足。这种情况是我多年的观察和思考所得，有待同道在临床实践中进一步探讨研究。

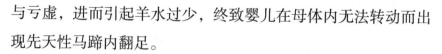

第六章　小儿先天性马蹄内翻足的临床表现、诊断、分型及治疗方法

第一节　临床表现

潘少川教授主编的《实用小儿骨科学（第 3 版）》指出，小儿先天性马蹄内翻足在患儿出生后有两种类型，即内因型（特发型）和外因型（姿势型）。

根据我多年的诊疗经验，新生儿出生后肉眼观察即可看到足部畸形，因此诊断并不困难（图 6-1）。患者通常足前部较宽，足跟部较窄小，足内缘常有一深陷的横行皮肤皱襞连至足内侧，足内侧皮肤较紧张，跟腱及跖腱膜挛缩。足趾短缩，尤以跆趾严重。患足跖屈与内翻容易而力强，背伸与外翻动作障碍。患侧小腿多有旋前（内旋）畸形，将膝关节屈曲时可见患足趾向内明显，外踝位置较正常者偏前并突出，内踝则偏后且不明显。患者站立时，畸形轻者用足趾外缘负重，重者则常用足背外侧着地负重，久而久之负重部可出现胼胝及皮下滑囊。患者走路时，单侧畸形则跛行，双侧畸形者向两侧摇摆。

先天性马蹄内翻足临床表现虽然有多种症状，但均包含下

列畸形：

①前足内翻内收。

②踝与距下关节跖屈畸形。

③跟骨内翻。

④胫骨内旋、患足被动矫正无法背伸等临床表现。

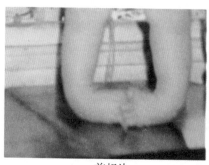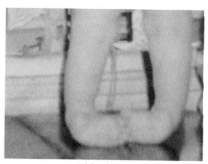

前相片　　　　　　　　　　　后相片

图 6-1　小儿先天性马蹄内翻足相片

先天性马蹄内翻足根据临床表现均能做出诊断，一般不需要辅助检查。辅助影像检查主要用于诊断畸形的严重程度及客观评价治疗疗效。

①X 光片：足前后位和极度背伸侧位片，双侧足部进行对比。马蹄足患儿的正位片显示：跟骨距骨重叠且均朝向第 5 跖骨，跟距角度消失。

②B 超检查：诊断婴幼儿马蹄足的常规检查，对于观察软骨的情况具有 X 光片无法替代的作用。

③MRI 和 CT 扫描：也可用于先天性马蹄内翻足畸形的术前及术后评估，但大多数情况下没有必要进行这些检查。

第二节　诊断标准与分型

一、诊断标准

根据《临床疾病诊断与国家体检标准》、潘少川教授《小儿矫形外科学》，在排除跖内收畸形、脊髓脊膜膨出的麻痹足、小儿麻痹症、坐骨神经损伤及脑性瘫痪的病症外，凡符合下列5条中第一条加其他任何一条者，即可诊断为小儿先天马蹄内翻足。

1.强力背伸位跟距骨轴线夹角＜ 35°。

2.正位片上，距骨轴线不是指向第 1 跖骨而是向外偏移，跟距骨轴线交角＜ 20°。

3.舟骨出现时，正位片上不是位于距骨前方，而是向内偏移，与距骨关系失常。

4.强力背伸位跟距骨轴线交角小于用力下垂位二轴线交角。

5.强力背伸位跟距骨前端垂叠区消失，甚至二骨平行。

小儿先天性马蹄内翻足临床分度可分为轻度、中度和重度。

轻度：强力背伸位跟距骨轴线交角在 35°～ 20°。

中度：强力背伸位跟距骨轴线交角在 19°～ 10°。

重度：强力背伸位跟距骨轴线交角在＜ 10°。

二、鉴别诊断

先天性马蹄内翻足临床需要与姿势性马蹄内翻足、先天性多关节挛缩症、跖内收畸形、脊柱裂导致的麻痹足、小儿麻痹症、腓总神经损伤并发马蹄内翻足及脑瘫导致的马蹄内翻足相鉴别。

1. 姿势性马蹄内翻足

婴儿足部呈马蹄内翻位，手法容易矫正，并能使其足部背伸靠近小腿前部，此时可排除小儿先天性马蹄内翻足。

2. 先天性跖骨内收

外观上与先天性马蹄足相类似，容易误诊。其有足前部内收及姿势性足内翻，但无马蹄畸形，在进行 X 光片检查时可以发现其正侧位片跟距角均正常，在背伸情况下患儿踝关节可以背伸到正常儿童程度（30°以上）。

3. 先天性垂直距骨

先天性垂直距骨患儿为距舟关系异常导致的足部畸形，其外观与先天性马蹄足有较明显不同，患儿足底部可以触及 1 枚明显凸起的骨头，为脱位的距骨头，踝关节活动范围缩小。X 光片在极度跖屈情况下距舟关节呈脱位状态。

4. 脊柱裂继发（伴发）马蹄内翻足

检查患儿下肢外侧感觉和脊柱情况以排除脊柱裂继发马蹄内翻足。

5. 脊髓灰质后遗症继发（伴发）马蹄内翻足

患儿出生时足部正常，在脊髓灰质炎发病后逐渐出现畸形，其足背伸及外翻肌力明显减弱或消失。

6. 多关节挛缩症并发马蹄内翻足

先天性多关节挛缩症是指婴儿出生时即有 2 个或更多的关节先天性挛缩，其足部可表现为双侧马蹄内翻畸形。

7. 腓总神经损伤伴发马蹄内翻足

腓总神经损伤引起腓骨肌及胫骨前肌群的瘫痪和萎缩，患者不能伸足、提足、扬趾及伸足外翻，呈马蹄内翻足。步行时呈"跨阈步态"。

8. 脑瘫继发马蹄内翻足

原发疾病为脑瘫，可继发马蹄内翻足。

上述鉴别诊断的疾病中，不伴神经损伤而仅有软组织和骨骼畸形的疾病，采用杨寿峨中医治疗法同样能取得满意效果。对于脑瘫继发马蹄内翻足的病例，从中医整体观念辨证施治来分析脑瘫病症发生的病因，对继发马蹄内翻足与脑神经系统的损伤，结合自身的病症一起治疗，也可取得满意效果。

三、分型

目前国内外还没有一个比较标准的小儿先天性马蹄内翻足分型诊断标准。潘少川教授从病因学的角度将其分为 3 种类型：姿势型马蹄足，可能是妊娠晚期宫内体位造成的；特发性马蹄足，病因复杂，呈典型马蹄足表现，僵硬程度为中等；畸胎性马蹄足，足僵硬程度严重，常伴有多发性关节挛缩、脊髓发育不良及其他全身性疾病。

从小儿先天性马蹄内翻足的畸形和僵硬程度看，一般将其分为以下两个类型：

1. 松软型

松软型畸形相对较轻，足跟大小基本正常，被动背伸外翻可以矫正或者大部分矫正。

2. 僵硬型

僵硬型畸形严重，足跟小，足下垂内收内翻极为明显，被

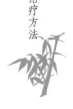

动背伸外展外翻时僵硬固定，无法活动，畸形不容易矫正，矫正时间较长且需要家长配合。

根据以上标准，作者进一步细化，自拟小儿先天性马蹄内翻足中医的诊断标准如下：

（1）出生后有单足或双足跖屈、内翻、内旋、前足内收畸形。

（2）双侧下肢远端旋前旋内畸形，呈"O"型腿，双足下蹲时足跟不能着地，只能足趾着地，严重的足背着地。

（3）用前足及足外缘或足背着地行走，足外缘有胼胝、行走时单足是跛行，双侧是摇摆行走。

（4）患儿站在足底照相架上（自主设计，承蒙北京儿童医院潘少川教授指导），视足底负重点，轻度是足跖外缘着地，中度则为足背外侧着地，重度的则是足背中部着地。

小儿先天性马蹄内翻足诊断标准可不照 X 光片，其原因如下：

（1）小儿先天性马蹄内翻足在出生时即能明确诊断。

（2）在照 X 光片时小孩子不容易配合，绝大部分的患儿在照片时不停地动弹，需重复照片，家长看到小孩哭闹易拒绝照片。

（3）先天性马蹄内翻足已是肉眼明确诊断了，接收 X 光线照片对小孩身体有影响，家长反对多此一举。

以上是我在临床实践中碰到的具体问题，对待这种情况只能具体处理。

第三节　治疗方法

先天性马蹄内翻足是常见的儿童足部畸形病症之一，治疗的目的是获得跖行、柔软、无痛和功能良好的足，无须支具或矫正鞋辅助行走。但其治疗却是一个历史性难题，经历了长期的探索过程，既有一定的成功经验，也还存在着一些有待不断研究和解决的问题。目前，先天性马蹄内翻足的治疗方法可以分为两种，即非手术治疗方法和手术治疗方法。

一、非手术治疗

非手术治疗，又称保守治疗。目前大多数学者认为先天性马蹄内翻足的首选治疗方法为非手术治疗，且新生儿时期是治疗的最佳时机。

非手术疗法的发展有一个过程。Kite 法是 20 世纪中期以来治疗小儿先天性马蹄内翻足的主要保守治疗手段。但这种治疗方法需要长时期的石膏固定，时长达 21 个月之久，不利于患者足部的发育，遂逐渐失去了追随者。French 疗法是一种新的非手术治疗治疗马蹄内翻足的方法。1970 年，Masse 和 Bensahel 研发了法国功能性疗法，之后得到 Dimeglio 等人的推广，在欧洲使用比较普遍，后来传到美国后得到进一步发展和完善。这一疗法强调长期的、有力的手法按摩和支具矫形，由理疗师对马蹄内翻足患者进行手法矫正治疗，同时依靠夹板固定患足，取得了一定疗效。先由理疗师手法矫形并用胶带固定保持矫正位，每日 1 次，连续 2 周；然后改为每周 5 次，连续 2 个月左右；畸形矫正后由家长在家手法矫形约 6 个月并在夜间用夹板固定，持续 2～3 年。

目前，最广泛采用的非手术治疗法，是美国 Ponseti 教授提出的 Ponseti 方法。Ponseti 技术首次发表于 1963 年，但直到 20 世纪 80 年代才得到重视。Ponseti 治疗法的初步矫正率达 95% 以上。据 2014 年的统计数据显示，193 个联合国成员国中，有 113 个国家采用 Ponseti 方法，其出色的疗效受到全世界马蹄内翻足医生的青睐。随着经典的 Ponseti 治疗法被广泛应用，发现其真实的治疗有效率并不乐观。研究发现，有 10%～40% 的病例最终治疗失败，需要通过手术解决畸形问题。为缩短疗程，改进治疗效果，Ponseti 也在不断改进治疗方法，如缩短矫形疗程、改进矫形方法、改进塑形材料、改进矫形支具等。概括来说，Ponseti 方法包括手法矫正加连续长腿石膏固定，每周 1 次，以矫正高足弓、内收和内翻畸形。70%～90% 的患儿需行经皮跟腱切断术矫正足后部马蹄畸形，再佩戴足外展矫形支具维持 3～5 年，预防畸形复发。Ponseti 疗法最大的优势是利用了跗骨关节运动的一体性，以距骨头为支点通过手法将足部旋后、外展，提高了治疗的效果。当然，作者认为 Ponseti 方法毕竟要在跟腱处划一刀，是否能认为是非手术治疗可能还存有疑问。

Ponseti 法不仅可以用于先天性马蹄内翻足的治疗，而且对于多关节挛缩、脊髓膜膨出和一些神经肌肉病变引起的马蹄足畸形，甚至对广泛软组织松解术后复发的马蹄内翻足也有一定疗效。

从疗效评价方面看，据国内外的报道，其在初期矫正效果方面表现出很高的一致性，即采用 Ponseti 疗法能够取得满意的初期矫正效果。特别是首次治疗年龄在 1 岁以下的患儿初期畸形矫正率为 92% ～ 100%。然而对于畸形复发和后期转为手术治疗方面的文献报道存在较大差异。作者分析认为导致这种差异的原因很多，Ponseti 疗法治疗虽然原理简单，但实际应用中需要特别注意细节，比如具体手法操作要求、支具类型选择和佩戴方案不明确。此外，复发疗效评估标准不一致等也是造成畸形复发和后期转为手术治疗差异性评价的原因。

还有一种非手术疗法是 BTX-A 注射治疗法，即患者在经过一段时间的手法矫正和石膏固定治疗后，通过对患者注射 BTX-A 以实现肌肉的放松，从而治疗残留病症。

在中国，使用中医特色方法治疗先天性马蹄内翻足也时有报道。凌家保使用中医按摩、手法矫形后，用绷带和胶布将患者固定在矫正位，之后穿戴薄铝皮制作的露趾矫形鞋，并使用螺丝调整患者至外展位。每周按摩调整 1 次，连续 2 ～ 4 个月，视患儿年龄大小、畸形严重程度而定。治疗 34 例 47 足，痊愈 29 例，好转 5 例。平均随访 20 年，7 例后期经手术治疗，远期优良率 79%。也有医者尝试使用手法针刀矫正加胶布固定治疗先天性马蹄内翻足。

二、手术治疗

马蹄内翻足的手术治疗出现得比较早，在 16 世纪晚期即出现了手术治疗的方法。20 世纪 60 ～ 90 年代，针对非手术治疗中的问题，出现了许多手术治疗方法。目前常用的术式包括：①经皮跟腱切断术。②跟腱延长术。③软组织松解术。大多数专家认为 6 个月～ 2 岁为最佳手术年龄，畸形严重、固定者可提早于出生后两个月施术，畸形较轻者施术年龄可在 2 岁后。此法随软组织的松解范围、松解侧重点不同而有所区别，目前广泛应用的有跖内侧、后内侧及后内外侧的松解手术，具体包括 Bost 跖内侧松解术、Turco 一期后内侧软组织松解术、Mckay 术、Simon 术。④跖筋膜切除术。⑤肌力平衡术。大多数医生认为，6～12 个月患儿采用此术式效果最佳，这可能与 1 岁以内患儿开始走路负重有关。⑥骨性矫形术。仅适用于失去早期手术治疗时机或治疗后残存部分畸形或畸形复发者，目的是矫正软组织松解手术不能矫正或固定的畸形。年龄在 6 岁以下者可行骰骨挖空术，12 岁以后可行骰骨截骨术，保留软骨面，从而不影响足的发育。其中最常见的是三关节融合术。其他手术方法之细节本书不予赘述。

目前，医学界对手术治疗先天性小儿马蹄内翻足的认识比较一致，即只有当非手术治疗失败或者治疗后复发的病例或延误治疗的陈旧性病例，适用于手术治疗。但对于手术适应证的评估、手术时机和手术方式的选择还没有统一的标准，有待更多的临床观察和研究。先天性马蹄内翻足的畸形是随着年龄增长特别是患者下地行走后而逐渐加重的，患者手术年龄会直接影响到术后效果。患者未行走时足部诸骨多正常，此时仅行软组织松解术即可矫正畸形。当患者下地行走后，足的内收内翻跖屈畸形逐渐加重，骨骼形态逐渐改变，则要行肌力平衡术，必要时行截骨矫形术或骨性融合术。

新生儿先天性马蹄内翻足手术治疗已被证明失败。Green 和 Lloyd 报道 6 个月以下患儿手术治疗明显增加了疤痕形成的概率。比较普遍的观点认为，早期手术应在 6～12 个月进行。这个时期是生长发育和骨骼塑性的关键时期。

马蹄内翻足畸形复发和较大年龄首次就诊的患者过去多采用手术治疗。手术方式有很多种，但都不可避免地存在畸形复发率高、跗骨畸形变化、足踝关节僵硬及行走疼痛等问题。有研究报告显示，Dobbs 报告的 45 例手术治疗病例的平均 31 年随访情况，结果优良的只有 27%，X 线显示有近 50% 的病例距关节、跟骰关节和距下关节出现中重度骨性关节炎。此后，远期治疗效果差的报道亦经常出现。因此，越来越多的医者开始转向采用非手术的方式治疗先天性马蹄内翻足。

无论是非手术治疗方法或是手术治疗方法，传统的方法都存在着不同的缺陷。非手术治疗方法，往往有治疗时间周期长、操作手法难掌握、失败率高且远期疗效差、容易复发畸形、强行矫正舒适性差、大龄儿童治疗困难等问题。手术治疗方法则存在术后后遗症严重、留下手术疤痕、术后复发和残留畸形等问题。如通过对 Turco 术式治疗后的随访调查，62 例病例术后 10 年恢复的优良率只有 71%，且有将近 2/5 的患者出现了术后残留足部畸形。Mckay 术式治疗手术创伤面积较大且对脚部组织损伤较为严重，容易造成术后舟骨坏死的现象。

自 1979 年接诊第 1 例马蹄内翻足以来，我通过不断摸索总结，创立了先天性马蹄内翻足杨寿峨中医治疗法，涵盖手法矫正前足内翻、内收、内旋，跟骨内翻，后足下垂和胫骨旋前旋内畸形等。手法治疗后，再使用长腿可塑性夹板、绷带和胶布将患肢、患足在矫正位广泛包扎固定，经过中药熏洗、功能锻炼、穿足部矫形鞋和定期复查等步骤巩固疗效。每天治疗 1 次，1 个月为一个疗程，一般连续治疗 3 个月。病情轻的治疗 6 周，病情重的需要 3 个月以上，病情严重、年龄大和已经做了手术的病人需要治疗的时间更长。总之，根据病情轻重酌情而定治疗的时间（疗程）。畸形完全矫正后，指导家长学会给患儿（出院后）穿戴矫形鞋，坚持给患儿进行按摩、功能锻炼以维持治疗效果与增进疗效。这种治疗方法是中医特色的治疗方法，与传统的非手术和手术治疗方法相比，有以下几个特点：其一，肢体肌肉恢复好，不会萎缩。其二，踝关节活动功能好，没有僵硬现象。其三，胫骨旋前旋内畸形能矫正。其四，患肢皮肤没有疤痕，不会形成新的畸形。其五，病人依从性好、舒适性好，不开刀、无创伤。

第七章　小儿先天性马蹄内翻足杨氏疗法

第一节　适应证及疗效判断标准

杨氏疗法遵循中医整体观念和辨证论治的法则，患儿足部畸形常导致其发育和血运较差，必然要从整个下肢甚至全身进行检查和治疗。大腿、小腿和足部的部分肌肉、肌腱挛缩，必须从臀部至脚趾进行广泛的手法按摩，充分地松解挛缩的软组织，矫正骨关节错位与骨畸形，调整患肢内外体位，纠正内外翻肌力不平衡，恢复肢体正常力矩、力线，调节神经反射，促进血液循环，增进肌体组织新陈代谢，以达到"筋顺骨正，气行血畅，强筋壮骨"之功效。

杨寿峨中医治疗方法是一套完整系统的中医治疗马蹄内翻足方法，既包括住院治疗的手法按摩、广泛固定、功能锻炼、中药熏洗 4 个步骤，还包括出院以后继续进行功能锻炼、穿着矫形硬底布鞋、定期复查等以维持治疗效果和增加疗效。

杨寿峨中医疗法治疗小儿先天性马蹄内翻足疾病，特别注重早期治疗。小儿先天性马蹄内翻足在病程不长（出生 1 岁以内）时治疗，效果是比较好的。尤其是刚出生的小孩，即便患有非常严重的马蹄内翻足，因骨骼、肌腱相对柔软，没有继发性畸形，治愈率也非常高。这就像大自然中的小树，虽然长弯了，但如果及早将小树绑定在较直的杆子上，短期内就会长直了。如果已经长成大树了，再让其长直就很难了。杨氏中医疗法也适合于治疗刚出生的婴儿。总之，先天性马蹄内翻足早期治疗疗效好。

戴某，男，34岁。这位患先天性马蹄内翻足成年人，是出生后仅仅经过一年石膏固定治疗的患者。因为治疗后没有效果，父母亲认为这是天生的残疾，没办法治好，因此心灰意冷放弃治疗，由此失去了早期治疗的宝贵时机，现已是无法治疗了（图7-1、图7-2）。

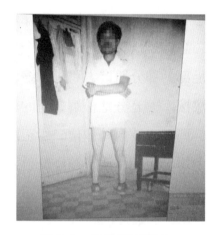 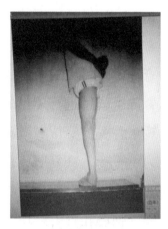

图 7-1　站着正面相片　　　图 7-2　站着侧面相片
（双足鞋跟在前）　　　　　　（双脚向后）

如果没有治疗矫正好先天性马蹄内翻足，有部分病例可能就会遗传给下一代。据诊疗病例和相关报道统计，这种疾病约有10%的遗传倾向。

以下是3张先天性马蹄内翻足遗传病例的照片，来自3个不同的家庭，分别是一位成年的父亲、两位成年的母亲和他们患小儿马蹄内翻足的小孩（图7-3、图7-4、图7-5）。这3位成人因年龄因素早已放弃治疗，但3位小孩应及早治疗，如果不及早治疗，就会演变为终身残疾。

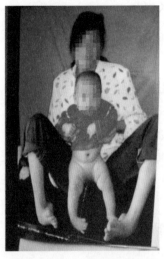

图 7-3　患病的母子

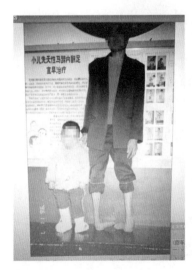

图 7-4　患病的父子

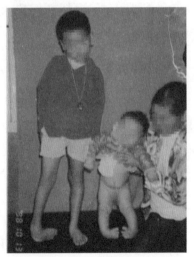

图 7-5　患病的母子三人

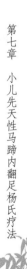

一、适应证

1.符合相关先天性马蹄内翻足诊断标准。

2.患儿年龄一般在 10 岁以内（含 10 岁）。

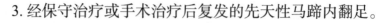
3. 经保守治疗或手术治疗后复发的先天性马蹄内翻足。

4. 先天性多关节挛缩性马蹄内翻足。

5. 先天性跖骨内收。

6. 先天性跖骨下垂。

二、非适应证

1. 患儿年龄 10 岁以上。

2. 患先天性马蹄内翻足伴有外伤或者皮肤破裂感染。

3. 患有心、肝、肺、脾、肾等严重疾病，体质非常虚弱者。

三、疗效判断标准

在临床实践中，参照 Garceau 4 的标准和潘少川教授《小儿矫形外科学》疗效判断标准及国内有关资料，结合临床实践制定疗效判断标准。

1. 临床治愈

足形正常，无跟部内翻及前足内翻、内收、内旋畸形，双小腿旋前旋内畸形矫正，能双腿双足并拢下蹲，足能平踏，足跟着地，踝关节活动正常，步态正常，且 X 线复查符合以下 4 条。

（1）正位片上距骨轴线指向第 1 跖骨；跟距骨交角 > 20°；有舟骨出现时，舟骨与距骨关系恢复正常。

（2）跟距骨轴线交角在强力背伸位片上 > 35°。

（3）强力背伸位跟距骨轴线交角应大于用力下垂位二骨轴线交角数。

（4）如果跟距骨轴线在正位和侧位片上的交角数相加作为跟距指数，此指数 > 40°。

2. 临床显效

畸形基本矫正，足能踏平，踝关节活动好，步态尚好，小腿旋前旋内畸形矫正，能双腿、双足并拢下蹲，足跟着地，遗有轻度前足内翻内收。

X线复查具有以上临床治愈（1）、（2）项，同时具有（3）、（4）项中任何一项者。

3. 临床有效

较治疗前畸形有显著改善，足能踏平，步态尚可，有轻度前足内收。遗有足跟轻度内翻。X线复查具有以上临床治愈（1）或（2）项，同时具有（3）、（4）中任何一项者。

4. 临床无效

无明显改善，仍有马蹄内翻畸形，跛行和摇摆步态明显。X线复查以上临床治愈（1）和（2）项全无。

5. 疗效标准

优：患足畸形矫正，无疼痛、无肌肉萎缩、踝关节活动正常，行走、负重自如，稍有肌肉萎缩现象。

尚可：患足畸形矫正、无疼痛、踝关节活动基本恢复正常，轻度肌肉萎缩。

差：患足畸形稍矫正、稍有好转，踝关节活动功能欠佳，肌肉萎缩。

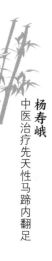
第二节　器具和材料

　　中医治疗闭合性骨损伤，通常首先进行手法按摩复位，再以活血化瘀、生肌健骨中药外敷，继则使用夹板、托板、支架、压垫、绷带等器具进行包扎固定，将患肢固定在正确的解剖位置。定期去除包扎固定物，观察患肢血运和骨骼恢复情况，再行重复包扎固定，直到患肢恢复正常功能。杨寿峨中医治疗小儿先天性马蹄内翻足方法在传统中医骨伤器材基础上大胆创新，设计制作并使用了多种专用器具和器材，包括塑形镀锌铁夹板、杉树长条形夹板、外翻垫、外翻板、斜坡垫、棉垫等（图7-6），根据足畸形的轻重程度不同、挛缩软组织松解状况、足畸形矫正进展和足关节活动功能等情况，在治疗过程中灵活综合使用。

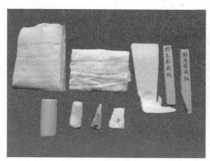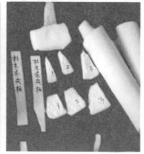

图7-6　专用器具和器材

一、塑形镀锌铁夹板

作者在骨伤科临床实践中看到一些踝部骨折的患者，在治愈后出现了足内翻内收跛行，甚至有些患足经过多次治疗后仍不能完全矫正。观察到临床矫正踝部骨折导致的足内翻内收现象（症状）通常用 90° 的直角夹板（杉木皮贴胶布塑形的夹板）进行固定，但固定后仍出现足内翻内收的现象，究其原因，或者是因为骨折整复不理想，或者是包扎固定不妥，或者二者兼有。若从根本上看，足内翻内收是足踝外侧韧带松弛、内踝韧带强壮有力、内外肌力不平衡的结果，治疗就是要将内踝韧带放松延长。为了达到这一效果，我先用厚杉木皮夹板塑形，但在足内侧用一块夹板无法达到矫正足内翻内收的目的。后来，我改用铝板塑形夹板，将足内侧铝板卷成 90° 边，使内收内翻前足处于矫正位。这种方法对于瘦弱无力的足可以使用，但负重后容易折断。后来将铝板材料改为现在使用的塑形镀锌铁夹板（图 7-7）。这一器材已经应用了 40 余年，具有创新性、科学性和新颖性，以及应用效、简、便、廉，病人依从性好等特点，已申请批准为国家发明专利（专利号：ZL200510031855.1，2005 年 7 月）。

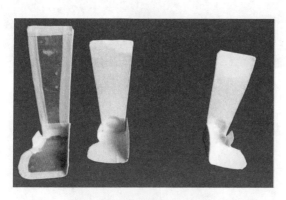

图 7-7　塑形镀锌铁夹板

塑形镀锌铁夹板的使用方法为放置在患肢正后方，上端置于臀纹肌线下 3cm 处，下端完整托起足底，内侧 90° 向上折起。塑形镀锌铁夹板能起到固定患肢与保持患足矫正稳定的作用。

二、杉木长条形夹板、外翻垫、外翻板、斜坡垫

杉木长条形夹板、外翻垫、外翻板、斜坡垫形状如下图所示（图7-8、图7-9、图7-10、图7-11）。

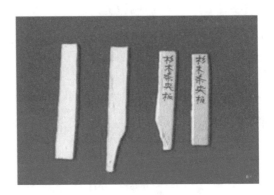

图 7-8　杉木长条形夹板

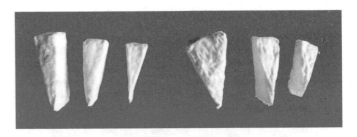

图 7-9　外翻垫

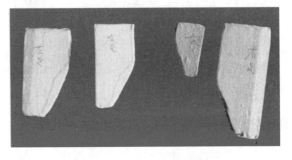

图 7-10　外翻板

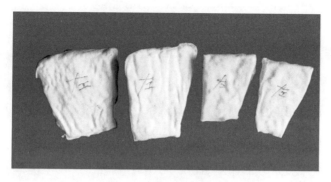

图 7-11 斜坡垫

1. 杉木长条形夹板 放置在患肢的两侧（靠近可塑形夹板的两侧），起到固定患肢、进一步保持矫正姿态稳定的作用，尤其对胫骨远端旋前旋内畸形起到强有力的纠正作用（西医对胫骨远端旋前旋内畸形是没有办法纠正的）。

2. 外翻垫（三角长斜形） 在患足内侧，调整跖拇关节至足拇指，患足内翻内收较前纠正在（至）中立位时，就可以放置，起到逐步加大足外翻外展位、矫正足内翻内收畸形的作用。

3. 外翻板 为三角长斜坡板，将板外高放在足外侧，内低在足内侧，矫正足内翻。

4. 斜坡垫 外高内低斜坡垫放置在足底前部，当足处于中立位时才能放置，以加大矫正足内翻内收、足下垂畸形的作用，逐步增加足背伸功能。

三、其他器具

治疗小儿马蹄内翻足的其他器具主要还有以下几种：

矫正马蹄内翻足斜坡板（三角斜坡板，专利号：ZL200730071416.3，2007 年 10 月）。

矫正马蹄内翻足外展板（专利号：ZL200730071415.9，

2007 年 10 月）。

治疗马蹄内翻足关节的器具（专利号：ZL200910208307. X，2009 年 10 月）。

马蹄内翻足矫形治疗鞋（专利号：ZL200510091281.7, 2005 年 8 月）。

矫形硬底布鞋和矫形皮鞋（专利号：ZL20142049570.5, 2014 年 8 月）。

四、辅助材料

辅助材料包括棉垫、绷带、胶布、平板泡沫。

1. 棉垫 置于可塑形夹板之上，将患儿的足、腿放在夹板的棉垫上，以保护皮肤，吸收汗液。棉垫较可塑形夹板要长 2～3cm，宽 2cm。

2. 绷带、胶布 起包扎固定与定位定型的作用。

3. 平板泡沫 用于制作外翻垫和斜坡垫。

五、器材制作

1. 塑形镀锌铁夹板 由 0.6～0.75mm 的镀锌铁板剪成，夹板的长度宽窄从大腿的近端至足趾量取，宽度要以患肢的大腿、小腿、足趾量取，足跟部的后方要制成一个凹圆形，以适宜于足跟后方部位的形状。足两侧要卷边成 90°，边高 1～4cm，外侧边长度为患足的 1/4（从跟骨后方至跟骨前方），内侧与足底等长。夹板的边缘有角和刺的地方要修剪成圆弧并打磨光滑，避免挫伤皮肤。

2. 杉木夹板 用 0.6～1cm 厚度的杉树板，长度从大腿近端至足跟量取，宽度按患儿肢体的大小量取，内侧夹板比外侧夹板短2cm。外侧夹板根部挖去一小部分，将厚度合适的绷带用胶布固定在此处，以便能够将夹板舒适地放置在外踝后侧。

3. 外翻垫 用常见的包装泡沫平板剪成长斜三角形，前宽后窄，长度是患足内侧的1/3，高度平于患足足面（与可塑形夹板同高），用胶布包好。

4. 斜坡垫 按患足长度的1/3，用泡沫板制成外高内低的斜坡型鞋垫，并用胶布包裹好。注意区分左右足。

5. 外翻板 用杉木板削成内高外低的斜坡板，按足长量取，将足后跟内侧锯掉一个角，形成一个三角斜坡。

矫正马蹄内翻足所需要的治疗马蹄内翻足关节的器具、马蹄内翻足矫形治疗鞋、矫形硬底布鞋和矫形皮鞋等其他器具的制作方法将在后文"操作方法"一节中结合功能锻炼、足部矫形再作详细介绍。

第三节　操作方法

一、手法按摩

（一）手法按摩的总原则

手法按摩需要遵循整体观念和辨证施治的法则。患儿足部畸形，常导致其发育和血运较差，必然要从下肢甚至全身进行检查和治疗。大腿、小腿、足部部分肌肉、肌腱挛缩，必须从臀部至脚趾进行广泛的手法按摩。手法按摩的目的是最充分松解挛缩的皮肤、肌肉、肌腱和关节囊，疏通、扭转曲折的软组

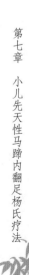

织和经络，以矫正骨关节错位与骨畸形，调整患肢内外体位，纠正内外翻肌力不平衡，恢复肢体正常力矩、力线，调节神经反射，促进血液循环，增进机体组织新陈代谢，以达到"筋顺骨正，气行血畅，强筋壮骨""之功效。因此，手法按摩必须维持一定的力度，并每次治疗持续至少按摩 10 次以上。

《医宗金鉴·正骨心法要旨》："夫手法者，谓以两手安置所伤之筋骨，使仍复于旧也。但伤有重轻，而手法各有所宜，其痊可之迟速，乃遗留残疾与否，皆关乎手法之所施得宜，或失其宜，或未尽其法也。盖一身骨体，既非一致，而十二经筋之罗列序属，又各不同，故必素知其体相，识其部位，一旦临证，机触于外，巧生于内，手随心转，法从手出，或拽之离而复合，或正其斜，或完其阙，则骨之截断、碎断、斜断，筋之弛、纵、卷、挛、翻、转、离、合，虽在肉里，以手扪之，自悉其情，法之所施，使患者不知其苦，方称为手法也。""若元气素弱，一旦被伤，势已难支，设手法再误，则万难挽回矣，此所以尤当审慎者也。盖正骨者，须心明手巧，既知其病情，复善用夫手法，然后治自多效。诚以手本血肉之体，其宛转运用之妙，可以一己之卷舒，高下疾徐，轻重开合，能达病者之血气凝滞……较之以器具从事于拘制者，相去甚远矣。是则手法者，诚正骨之首务哉。"经典中所讲的手法很精确、详细，小儿先天性马蹄内翻足同样要按照这种手法的标准做，因为治疗本病采用的就是《医宗金鉴》中的八法。

（二）手法按摩的力度

手法按摩要控制好力度。按摩力度要尽量适度，以患儿可以耐受为准。同时要考虑患儿的一些具体的情况，如病情轻重程度、患儿年龄大小（出生的时间）、身体强弱状况、天气寒热情况等。患者情况不同，我们施用手法按摩的治疗力度就必须有所区别。如刚出生的婴儿比满月的婴儿，采用手法按摩的治疗力度就要轻一半。刚出生的婴儿只能用相当于拿500g重东西的力度；满月婴儿施用手法按摩的治疗力度就要比前者重一倍。如果病情严重，肌肉不强壮，软组织挛缩严重，满月婴儿与1岁以内的婴儿相比，采用的力度就只能是后者的一半或者更轻。给1岁以上的患儿做手法按摩的治疗力度就需比1岁以下的患儿加大1～2倍，甚至有的患肢肌肉强壮、软组织挛缩严重，需加大3倍的力度。总体来说，要根据年龄大小、软组织粘连的严重程度和肌肉的强壮程度，以及年龄大小、天气的寒热等情况确定实施手法按摩治疗的力度。

手法按摩需要一定的力度，但切忌手法粗暴，如用力过猛，牵拉过度，会损伤软组织，甚至损伤骨骼，一定要耐心、细心、认真。在施用手法按摩治疗时，力度要掌握好，张弛有度。

一般治疗时，每个患儿要手法按摩5～9遍，每个步骤或许需3～5分钟，总之要达到松解与骨骼复位的目的。

（三）手法按摩的步骤

1. 第1步：手摸心诊

手摸心诊主要是手摸患肢，了解软组织挛缩、足畸形形状及足关节错位和骨畸形的程度等。施用手法前，必须对患足畸形做尽可能详细的调查了解，如是否诊治过，用过哪些方法，有哪些组织改变，足马蹄内翻内收畸形改变的形状与程度，足腿肌肉萎缩程度，足与下肢长短差别有多大，足踝畸形程度，关节活动功能如何等，从而形成一个整体概念。同时，用手依次按摩足、小腿、大腿，先轻后重，由浅及深；再从大腿由上至下依次按摩大腿、小腿、踝和足。要详细了解患肢患足病情的分型和僵硬程度、患肢患足软组织挛缩的程度、骨骼变形和骨关节错位的程度、内翻的程度、关节活动功能情况等，以到达"知其体相，识其部位，一旦临证，机触于外，巧生于内，手随心转，法从手出"的目的（图7-12）。

每次治疗时按照此方法每条患腿及患足按摩至少10次。

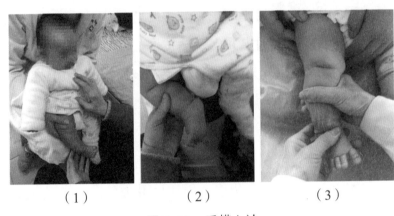

（1）　　　　　（2）　　　　　（3）

图 7-12　手摸心诊

2. 第 2 步：按摩推扳

按摩推扳是将患肢挛缩的皮肤、肌肉、筋膜、肌腱、关节囊等挛缩组织进一步松解。目的是充分地松解挛缩软组织至柔软，调节、疏通扭转曲折的软组织。按摩推扳的力度如前所述，以尽可能大但患儿可以耐受为准。

按摩推扳的手法分直推（顺肌肉走向）和横推（与肌肉走向垂直）。按照肌肉、肌腱、经络的走向，从上向下，从下向上，从外向内，手法轻柔，首先按摩推拿前足内翻、内收、内旋畸形，然后再按摩推拿足下垂、跟骨内翻。如跟腱挛缩，先用手从上向下边按摩边直推边拿，再从内向外，然后从内向外按摩横推，有硬结块的组织要先轻揉而后用力推拿。按摩横推要反复10遍，以达到充分地松解挛缩的软组织，气行血畅，筋顺骨正的目的（图 7-13）。

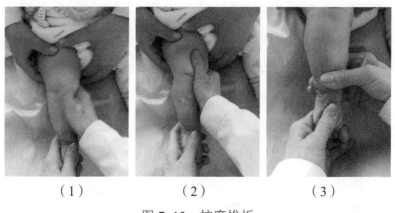

（1）　　　　　（2）　　　　　（3）

图 7-13　按摩推扳

3. 第 3 步：旋转屈伸

一手握住关节近端，另一手握住关节的远端缓慢地向外向下旋转屈伸。例如，前足内翻、内收、内旋，足下垂，距跟关节，距舟关节，跟骰关节等关节错位均可以施用这种手法。实施按摩前足内翻、内收、内旋的操作时，一手握住踝关节并稳住再向内用力，另一手握住足中部缓慢地向外向下旋转屈伸，然后，再向外上旋转屈伸，使错位骨得到整复。采用这种手法主要是纠正骨关节错位，促使扭曲的筋膜、肌腱和错位的骨关节达到筋顺骨正，达到强筋壮骨之功效（图 7-14）。

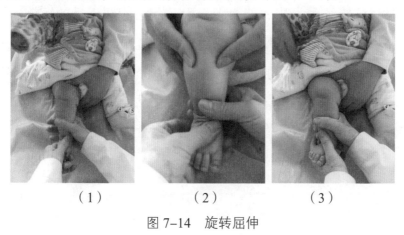

（1）　　　　　（2）　　　　　（3）

图 7-14　旋转屈伸

4. 第4步：推挤端提

推挤端提是两手拇指按、挤、压突出的骨，两手其他4指指端提起远端向上，矫正足下垂，距跟、距骰关节脱位。如距骨错位之骨，突起在足背上很明显，看得很清楚，也容易摸得着。在操作时，两手拇指推、挤、压突出的距骨用力向下，其他4指指端提起距骨的远端向上轻微向外，边端提边推挤，使错位之骨逐步复位，同时还进一步矫正、巩固前足内翻内收的位置（图7-15）。

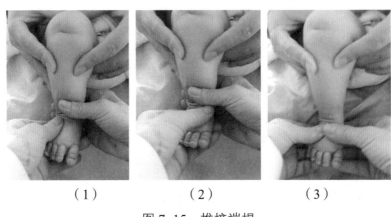

（1）　　　　　（2）　　　　　（3）

图 7-15　推挤端提

5. 第5步：拔伸牵引

拔伸牵引是一手握住患肢踝关节，另一手握住远端，两手同时对抗持续用力拔、伸、牵、引。此法能纠正足的短缩、扭转和挛缩，不但能使挛缩的软组织得到充分松解，还能恢复一部分骨关节的错位和肢体的长度。如双下肢不等长、距跟关节错位与足趾短缩等，都可以采用这种手法。双手持续牵引，手法轻重要适宜，拔伸牵引用力时要稳定有力（图7-16）。

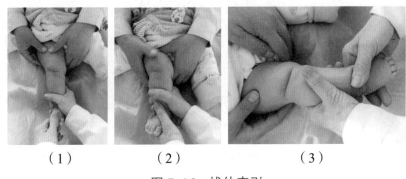

（1）　　　　　（2）　　　　　　　（3）

图 7-16　拔伸牵引

二、广泛固定

经手法按摩，视挛缩的软组织逐步得到松解后，软组织已较前柔软（相对柔软的情况）时开始包扎固定。

1. 包扎固定方法

（1）包扎患足：用绷带先从外（第 5 跖骨基底部）向内（第 1 跖拇关节）绕至足底向外（第 5 跖骨基部）向内（足背至跖拇关节），缠绕包扎两层，再从内踝斜至外踝下方再斜至足跖拇关节，最后绷带止于第 5 跖骨基部上方。包绕 2～3 层即可。完成上述步骤后，用 50cm 左右长、2cm 宽的胶布，从第 5 跖骨基底部足底下开始粘贴，胶布绕至跖拇关节从足底斜至第 5 跖骨基底部，再从外踝斜向下足底内侧底部第 5 跖骨基部（图 7-17）。

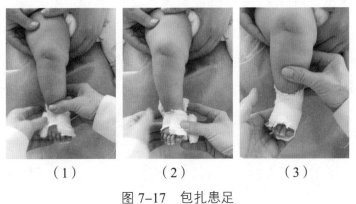

（1）　　　　　（2）　　　　　　（3）

图 7-17　包扎患足

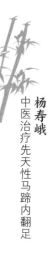
（2）包扎固定患肢：用塑形镀锌铁夹板（后托式）放在患肢后面包扎固定，包扎范围自大腿近端（臀横纹下 3cm）到足趾，夹板上面放置棉垫，棉垫应比夹板长 3cm，宽 3cm。足跟底部踩置在铁夹板上，用绷带将患肢逐步包扎固定在塑形镀锌铁夹板上，绷带缠绕 2～3 层。将患肢的内外侧（塑形镀锌铁夹板的内外侧）放置长条形的杉木条夹板，纠正胫骨内旋，用绷带从小腿下端斜向大腿近端包扎，循环缠绕包扎 2～3 层，然后用 2 条长 50cm 左右、宽 2cm 的胶布（1 岁患儿腿的长度），由小腿下方斜向上方粘贴（图 7-18）。

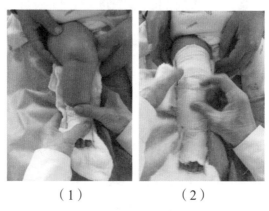

（1）　　　　　　　　（2）

图 7-18　包扎固定患肢

（3）包扎固定患足与踝关节：踝关节以上包扎固定后，检查足底是否踩实在塑形镀锌铁夹板上，用绷带开始从足背至踝、趾缠绕包扎固定（图 7-19、图 7-20）。绷带起始于足外侧，从外至内绕踝至足背、足趾，反复缠绕 3～4 层。同时，在包扎过程中将足逐步外翻、外展与背伸包扎固定。最后将备用的 3 条长 60cm、宽 2cm 的胶布做如下缠绕粘贴：第 1 条起于拇趾内侧下方斜向小趾外侧，环绕铁夹板底斜向拇趾内侧上方，止于足趾下方粘贴；第 2 条起于小腿下段外侧斜向拇趾内侧环绕第 5 跖趾关节，将胶布粘贴在小腿下段为止；第 3 条起于小腿内侧经过镀锌铁夹板足底向外侧第 5 跖趾关节处上方至小腿下段胶布起点处粘贴。长条形的胶布要根据患肢的长短粗细而定，如果患儿只有 2 ～ 3 个月，下肢长只有 34 ～ 36cm，长条形胶布只需要长 34cm、宽 2cm 即可。可如此类推长条形胶布的长度。

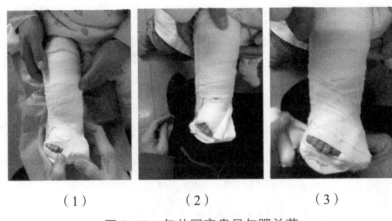

（1）　　　　　　（2）　　　　　　（3）

图 7-19　包扎固定患足与踝关节

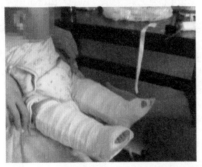

图 7-20　双下肢夹板固定相片

（4）包扎固定的调整：根据病情程度，医者视患肢挛缩软组织松解程度和踝、跗、趾关节活动功能的改善，适当增加外翻外展板（杉木制成）、外展垫、斜坡垫（泡沫制成）等固定器材的使用，将患肢逐步处于外翻外展和足背伸位包扎固定。要注意的是，固定必须根据患肢挛缩软组织松解情况和骨关节

（踝、跗、趾关节）活动功能改善的情况，循序渐进地加大前足的外展外翻和足背伸位的包扎固定力度，切忌操之过急，真正做到手摸心诊，准确稳妥固定，杜绝并发畸形。

本法治疗需要每天早晨洗澡洗脚（以促进血液循环）后，再进行中药熏洗与手法按摩和可塑形夹板外固定。每天进行 1 次治疗，1 个月为一个疗程，包扎治疗一般需要 3 个疗程。病情轻的大约需要两个疗程，病情严重的和已做过手术治疗的需要 3 ～ 5 个疗程，尤其是病程久、年龄大的患儿需要酌情延长疗程。

2. 包扎固定的注意事项

（1）包扎固定时，要注意手法必须轻柔，切忌粗暴。固定要准确、稳妥，夹板外固定包扎松紧度要适宜，以预防压疮和并发畸形。

（2）包扎固定要注意患肢血运、皮肤温度、感觉与颜色的情况。如果皮肤呈白色或紫色，应立即检查包扎的松紧度；如果是部分受到压迫过紧，应立即拆除包扎固定，局部采用手法按摩促进血液循环，再重新包扎固定。

（3）注意防止患儿大小便浸入患肢包扎固定内，以免皮肤感染受损。

（4）患肢经外固定后尽量少行走，避免皮肤磨损与固定不稳。

朱熹《训学斋规》曰："余尝谓读书有'三到'，谓心到，眼到，口到。心不在此，则眼不看仔细，心眼既不专一，却只漫浪诵读，决不能记，记亦不能久也。'三到'之中，心到最急。心既到矣，眼口岂不到乎？"作者首创的马蹄内翻足治疗方法，也要做到"三到"，即心到、眼到、手到。"心到"是心行端正，有仁德心，对患者要心存仁义，将解除患者疾苦放在心上，用心专研医疗技术；"眼到"是在用心的基础上，看准畸形症状与骨错位情况；"手到"是手随心动，把挛缩的软组织松解与错位之骨整复好，患肢包扎固定好。做到这"三到"，就能收到好的治疗效果。

三、功能锻炼

功能锻炼古人称为"导引"，俗称功能疗法。《仙授理伤续断秘方》载："凡捺正，要时时转动使活。"又云："凡曲缚如手腕脚凹手指之类，要转动……时时为之方可。"

足部畸形矫正后，必须尽早进行患肢的功能锻炼。但是，在临床实践中，有些患儿家长片面地依赖医生的治疗，并不认为功能锻炼是整个治疗中不可缺少的组成部分，往往因忽视日常的功能锻炼而影响疗效的巩固。同时，有的医生也对功能锻炼缺乏正确的认识，不愿或不能主动指导家长为患儿进行功能锻炼。杨氏中医治疗方法强调功能锻炼，内外兼治，动静结合，医患（家长）合作是治疗马蹄内翻足疾病的有效方法。功能锻炼器具和方式包括三角斜坡板、外展板、扳脚器具，以及踩自行车、爬楼梯和穿矫形治疗鞋等方式。

1. 功能锻炼的作用

（1）促进血液循环。

（2）控制肌肉萎缩，增强肌肉发育。

（3）纠正骨残余错位。

（4）促进活动功能恢复正常。

（5）预防畸形复发。

（6）增强患肢力量。

2. 局部功能锻炼

每天早上拆除包扎固定后，指导家长带患儿进行局部功能锻炼，包括肢体屈伸（下蹲动作）、旋转和外展等活动。通过踝、跗、趾关节屈伸、旋转、外翻和外展活动来矫正马蹄内翻足的畸形，恢复关节的活动功能，促使小腿三头肌、踝关节后关节、内踝的分歧韧带、胫后肌、胫骨前肌、拇及趾长短屈肌、跖腱膜和足底内侧及跖侧的骨间韧带进一步得到锻炼和松解。

（1）运用三角斜坡板、外展板、滑滚动式斜坡板锻炼

常用功能锻炼器材主要有三角斜坡板（专利号：ZL200730071416.3）、外展板、滑滚动式斜坡板等。运用这些器材锻炼既可促进足背伸与足外展，继续松解挛缩的软组织，还可起到持续牵引的作用，使已矫正的足处于背伸外展位，主动调节足内外翻肌力平衡，起到巩固和强化治疗的作用。此外，还可以增加肢体力量，丰满肌肉，增加踝跗趾关节活动的灵活度。

不同器具的具体操作方法如下。

①三角斜坡板（图7-21）：患儿靠墙站立于三角斜坡板上，使足处于背伸位，矫正马蹄畸形。这是患儿先天性马蹄内翻足临床治疗过程中或治愈后，每天要坚持进行的功能锻炼之一，以便巩固疗效，预防足下垂畸形复发。

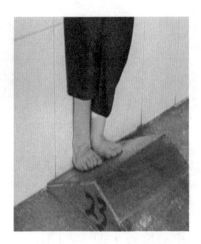

图 7-21　三角斜坡板

②外展板：患儿靠墙或手扶支撑物站立在外展板上，使足处于外翻外展位，矫正足内翻内收畸形。锻炼的时间由少到多，由短到长。此法有助于舒展皮肤、肌肉、肌腱、筋膜和关节囊，疏通经络，强壮筋骨，巩固和增进足外翻外展角度。

外展板有两种。一种外展板是用一块木板和 4 条木条制作而成的，是患儿出院回家后坚持进行功能锻炼的常用器具之一（专利号：ZL20073007141631415.9，图 7-22）。制作方法是从木板正中划二根斜线呈钝角（150°～ 170°），将木条按斜线固定。另一种是可调节外展板，外展的角度可根据患足的情况适当调整（图 7-23）。

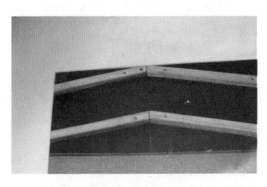

图 7-22　外展板

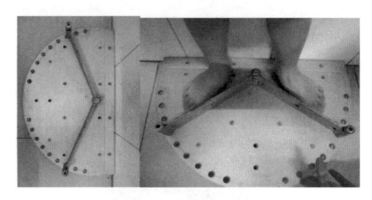

图 7-23　可调节外展板

③滑滚动式三角斜坡板（图 7-24）：一边是斜坡板，另一边是可滚动滑轮。斜坡板的一边，使用方法与三角斜坡板的使用方法相同；有滑轮可滚动的一边，患者背靠墙而立，双脚踏踩在滑轮珠上，双足交互做来回滚动活动，锻炼趾关节，踝关节和双下肢的骨骼、肌腱、肌肉，使双下肢筋骨强壮有力。

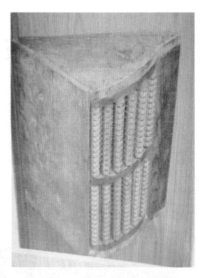

图 7-24　滑滚动式三角斜坡板

（2）爬楼梯与骑单车训练

走楼梯和骑单车锻炼，主要是促使足背与跖屈活动功能增加，控制下肢肌肉萎缩，促进股四头肌与小腿三头肌肌肉强壮，并进一步松解软组织的挛缩（图7-25）。

此项功能锻炼要注意的是，蹬单车和上楼梯的动作要慢，以避免过度用力扭伤脚。

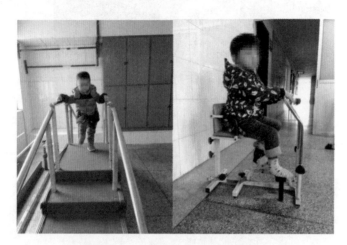

图7-25　爬楼梯与骑单车训练

3. 关节功能锻炼

大龄患儿（10岁以上）且畸形严重，尤其是经过手术治疗的患儿，软组织挛缩严重，踝、足趾关节僵硬，在矫正足下垂时，医师需要付出很大的力量（约50kg的力量）。即便如此，有时有些踝关节仍然很难扳动。面对这种病情，医生不愿意治，患儿也很痛苦。因此，专门设计了下面这个足关节功能锻炼器具（专利号：ZL200910208307.X），用于辅助治疗马蹄内翻足，特别是大龄患儿僵硬的马蹄足。这一器具具有矫正足背伸活动功能，能够取到满意的治疗效果。本器具的使用有一个前提条件，即在使用本器具前，患儿的足内翻、内收、内旋基本矫正。

马蹄内翻足关节功能锻炼器具的设计结构及外形与操作方法如下（图7-26）。

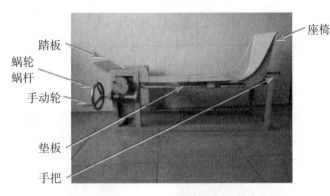

踏板
蜗轮
蜗杆
手动轮

垫板

手把

座椅

图 7-26　功能锻炼器具

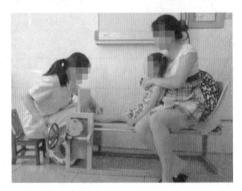

图 7-27　患儿正用足功能锻炼器具治疗

　　此方法需要家长与医务人员配合。医务人员首先指导家长将患儿端坐于马蹄内翻足关节功能锻炼器具垫板上，保持双下肢膝关节伸直。然后，医务人员用双手把持患儿双踝（或者单踝），使患儿的患足底与足跟部位抵近马蹄内翻足关节功能锻炼器具的踏板。患儿足底、足跟放置到位后，医务人员再摇动器具的手动轮，使踏板逐渐施压于患儿患足底面，维持该角度和施压力度 20 ～ 30 分钟（在患儿耐受情况下），并记录该次治疗时关节功能锻炼器具踏板处的角度数据，每天上午 1 次（图 7-27）。操作时，根据患儿身高的不同，座椅的长短可调节。座椅的长度按患儿肢体长短而定，摇动手把就可以改变座椅的长度，适应患儿的需要。

应用本器具应当循序渐进逐步加大踝、趾关节的活动度，从 0.5 ～ 1cm 逐渐增进，切忌莽撞、操之过急，以免造成关节损伤。因关节受力改变较大，使用本器具后患儿不要急于下地行走，可先休息 10 分钟，以防出现意外。

4. 穿着马蹄内翻足矫形治疗鞋

设计足疾治疗鞋的初衷，主要是治疗中风偏瘫病变一侧的患足下垂。受此启发，考虑到马蹄内翻足患儿正在治疗或已临床治愈，但当患者穿普通鞋行走不平坦地面时，会出现足与腿肌力的不平衡，可能对正在治疗或已矫正的患肢造成新的伤害。为了使正在治疗或已矫正的马蹄内翻足能正常行走和健康发育，达到腿与足的内外翻肌力平衡，防止新的损伤，因此，设计了马蹄内翻足矫形治疗鞋（专利号：ZL200510091281.7，图 7-28）。矫正鞋制作的要求为鞋底外高内底，鞋底不分左右而设计为直足底，在鞋面内跖拇关节处放置小夹板（要缝制固定在鞋面内）。穿这种鞋子，使前足偏外，能使正在治疗或已临床治愈的足处于一个矫枉过正的位置，从而巩固和增进疗效及预防临床治愈后的复发。对于轻度先天性马蹄内翻足，穿矫形治疗鞋也能够起到治疗的作用。本鞋轻便大方，简便易行，是正在治疗或已临床治愈的先天性马蹄内翻足和轻度先天性马蹄内翻足患者有效的临床治疗和功能锻炼器具。

5. 功能锻炼的注意事项

（1）练功时要循序渐进，范围要由小到大，次数由少到多，强度不宜太大，不要使病人感到疲劳与痛苦，不可操之过急。

（2）练功要以主动锻炼为主，被动锻炼为辅，不懂事的和不会做动作的婴幼儿与儿童，由医护人员教会家长，再由家长

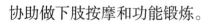

协助做下肢按摩和功能锻炼。

（3）一切练功都应在医务人员的指导下进行，切忌盲目锻炼。

（4）已被矫正好的马蹄内翻足，出院后应坚持功能锻炼3～5年。

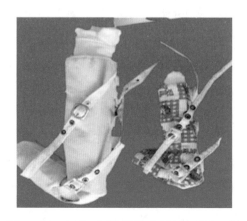

图 7-28　马蹄内翻足临床治愈后矫正鞋

四、足部正形

足部正形主要是通过穿矫形硬底布鞋和矫形皮鞋（统称矫形鞋）以达到巩固、增强疗效和防止复发并保持正常发育的目的。

1. 穿矫形鞋的必要性　小孩学站立和行走时，双足保持较宽的距离，有较广的基础来支持体重。小儿先天性马蹄内翻足经过治疗后，虽然足部畸形已矫正，但是，步伐不会稳定，很容易出现足部扭伤的现象，扭伤后可导致足部畸形的复发。从生理解剖上来看，踝部外侧副韧带不如三角韧带坚韧，正常足的外踝都容易扭伤，外踝较内踝扭伤的比例多90%。对于临床治愈后的马蹄内翻足患者来说，更加需要防止足部扭伤。所以，穿矫形鞋对于巩固疗效和增进疗效是非常重要的。

矫形鞋的设计是使已得到矫正的足在鞋内处于外翻外展位，将足控制在矫正的位置，可以调节足内外翻肌力平衡、促进挛缩的软组织松解、促使血液运行通畅，还起到了连续的治疗作用，更起到了动静结合的功能锻炼作用，保持和增进疗效。

2. 矫形鞋原理 一般来说，人总有些习惯。足向内有些歪斜（内八字）的人，习惯于足外侧先落地，内侧后落地，歪着足底行走。有这样习惯的患儿，即使是矫正了患足的马蹄内翻，也会影响治疗效果。而穿矫形鞋行走，可以从很大程度上避免这一影响，尽可能保持并进一步巩固疗效。因此，临床治愈后穿矫形鞋是非常必需的，也是重要的。

从力学上说，足在行走时会给地面一个作用力，正常情况下这个力垂直于地面，方向朝下，那么地面给足一个方向相反的反作用力，这个力正常来说对机体活动是有好处的。而对于患者来说，他的脚在行走时是歪斜的，这个力就不垂直于地面，有一个其他方向的分力。在行走过程中，这个分力使患者的腿脚歪斜，形成走一步歪一次，走两步歪斜两次的现象。腿脚的歪斜次数越多，疾病越加剧，越影响治疗效果。基于以上情况，本人设计了一种斜底矫形鞋。矫形鞋的特点是鞋底内侧薄（低）外侧厚（高），从鞋跟向前看鞋底成一斜面。斜面鞋底产生的分力恰好矫正了原有的歪斜力，从而矫正行走姿态，稳定原有的治疗效果（图7-29）。经过一段时间行走，能达到正常行走姿态的效果。

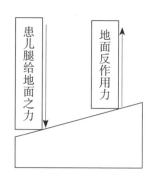

图 7-29　矫形鞋原理（截面图）

3. 矫形鞋的制作　矫形硬底布鞋的鞋底是用麻线紧密缝固而成，鞋底质地硬实，直足底即鞋底不分左右，内低外高，呈斜坡形状，配以布面。布面鞋内放置夹板两块，内侧板起于第 1 跖骨中段，止于拇趾的末端。外侧板起于跟骨的中后方，止于跟骨的上方，夹板均用线缝置在鞋内。矫形皮鞋的制作可参照硬底布鞋的制作要求。矫形硬底布鞋和矫形皮鞋（专利号：ZL20142049570.5）的实物如图 7-30。

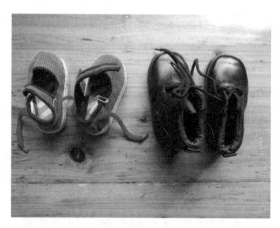

图 7-30　矫形硬底布鞋和矫形皮鞋

4 注意事项

（1）矫形硬底布鞋和皮鞋不宜太大，也不能过小，比足长 0.6～1cm。

（2）矫形硬底布鞋穿着一段时间后，如鞋底变柔软应该及时换新鞋。

（3）若鞋内的夹板松动了，应及时把夹板重新密实地缝置鞋内。

（4）对已临床治愈的足，需要连续穿矫形硬底布鞋3～4年，特殊严重的病人穿鞋时间酌情增加。

五、中药熏洗

熏洗法属中医外治范畴，古时称"淋跖""淋洗""淋渫"，是将药物放入锅或盆内，加水煮沸后熏洗患处的一种方法，即先用热气熏蒸患处，待水温降至40°左右时则可做热敷和药水浸泡患足（处）。马蹄内翻足中药熏洗具体介绍如下。

【药物组成】当归15g，红花10g，苏木15g，鸡血藤20g，石菖蒲50g，延胡索30g，木瓜30g，透骨草30g，伸筋草20g，桂枝15g，白芍50g，三棱15g，莪术15g。

【功用】活血祛瘀，行气止痛，软筋松挛。

【主治】下肢疼痛酸胀、筋骨肌肉萎缩乏力，足膝痉挛、关节僵硬不灵活及风湿关节痛等病症。

【方解】本方以当归、红花、苏木、鸡血藤、三棱、莪术、白芍等药活血祛瘀，柔肝舒筋松挛。木瓜、透骨草、伸筋草、桂枝、石菖蒲、延胡索行气止痛、祛湿通络，达到了松解挛缩的软组织、筋顺骨正的目的。

【用法】以盆装药，加水量为药物的10倍，浸泡1小时候后煮沸30分钟。将药汁倒入桶内，再加入蜂蜜50g和白醋200g。待水温降至40°左右，先将足熏几分钟，然后再放入药汁中浸泡30分钟。在浸泡过程中，可以足擦足，也可以由家

135

长帮助做足部按摩。通过浸、洗、泡，按摩足后，既松解了挛缩的软组织，也可矫正一部分骨关节错位，使僵硬的足达到柔软。熏洗于每天早晨 7 时进行，每日 1 次（图 7-31）。

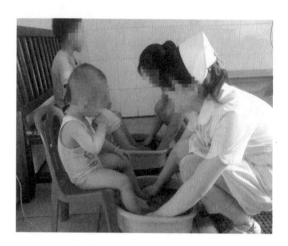

图 7-31　中药熏洗

六、定期复查

小儿先天性马蹄内翻足患儿临床治愈后，一定要定期复查。这一点非常重要，是患足能否最后恢复正常的关键一步，也是杨氏疗法操作步骤的重要一环。特别是患儿年纪尚小，大多在学习走路的阶段，如若不慎扭伤了脚，许多小孩都不会讲，不会表达自己的痛苦和意愿，家长也不清楚。如果不能及时发现这些情况并治疗，就有可能出现新的足内翻，或导致马蹄内翻足畸形复发。如果能及早发现，就能控制复发。所以，家长必须定期带患儿复查。

第四节　护理规范

小儿先天性马蹄内翻足临床护理规范：

1. 执行小儿骨科常规护理。

2. 保持病房安静、清洁、整齐、舒适，通风良好，温度、湿度适宜，以利于休息和治疗。

3. 新入院的病人测体温、脉搏、呼吸、血压、体重（7岁以下免测血压，3岁以下免测脉搏、呼吸），测体温宜选用肛表或者腋表，并始终以手扶持，入院次日早晨留取二便标本做常规检查。

4. 做好基础护理，每周测量体重1次，每周三给患儿修剪指、趾甲1次；每日登记大小便次数；保持床、患儿衣裤、尿布清洁、干燥，根据季节为患儿沐浴、着装；用尿布者每日清洗臀部2次；冬春季节呼吸系统疾病流行时节，每日用苍术、艾叶对病室内空气熏蒸1次。

5. 鼓励患儿多进食，加强饮食补养。本病症属先天不足，肝肾亏虚，应着重补益肝肾，调补脾胃，可多烹食美味可口的甲鱼、牛乳、紫菜、银耳、芝麻等，也可以多食猪、牛腿骨汤及排骨汤、蹄筋等，取"以骨补骨，以筋补筋"之意，慎食辛辣刺激、助热耗气之品。

6. 做好健康教育及情绪护理，经常向患儿及家属宣传卫生常识，预防保健知识，重点介绍本病的治疗、护理配合及注意事项。患儿接受治疗前，向患儿进行必要的解释，治疗中以各种方式分散患儿的注意力，稍大的患儿鼓励他们向英雄人物学习，以顽强的毅力战胜疾病，减轻患儿对治疗过程的恐惧，取得患儿的合作。

7. 每日上午塑形镀锌铁夹板固定后，密切观察患肢血运，发现肤色青紫、麻木、剧烈疼痛、肢端发凉等，可稍松绷带，并将固定要求、时间及注意事项告诉患儿及家属，促进医患合作。指导患儿在固定期间进行合理的肌肉舒缩活动，改善肢体血运，防止肌肉萎缩。

8. 每日患儿醒来之后可以拆除固定，洗澡后到中药熏洗室接受中药熏洗治疗 30 分钟，以达到行气止痛、软筋松挛、活血化瘀、强筋壮骨之效。先熏后洗，洗后进行功能锻炼，根据患儿病情选取不同的足功能锻炼器材，如三角斜坡板、外展木板等进行功能训练，并鼓励患儿多做蹬梯、爬、走、下蹲锻炼。

9. 切实执行小儿生活制度，保证充足睡眠。每日中午及晚上 9 点以后应引导患儿入睡，下午可以组织患儿开展丰富有趣的儿童娱乐活动和智力开发训练，对学龄期儿童要安排辅导学习。

10. 注意患儿安全，进行中药熏洗时，严防皮肤烫伤；进行功能锻炼时，为防止摔伤、碰伤，必须专人陪护。治疗及护理操作后应及时扣牢床栏，防止坠床，并注意不要挤伤患儿手足。加强陪护及家属安全教育，协助做好安全护理。

第八章　杨氏疗法究疑与应用展望

第一节　存在的问题及解决办法

一、治疗中存在的问题及解决办法

（一）存在的问题

1. 由于医生操之过急，没有等待皮肤、肌肉、肌腱、筋膜、关节囊等软组织达到充分松解时，就强行做背伸活动，可引起软组织和足关节损伤。

2. 有的医生包扎固定没有掌握好松紧度，或足没有固定在可塑形夹板上，引起皮肤擦伤。

3. 有的医生没有按照步骤治疗，前足内翻、内收未矫正时即开始治疗足下垂，导致合并摇椅足。

4. 有的医生在手法操作和包扎固定时，使足未到背伸90°的位置，就用力向上推，导致胫骨远端青枝骨折。

以上这些在治疗时发生过的问题，在本书中提出来，主要是提醒医生在为患儿治疗时引以为戒，避免发生这种事情，尽最大努力杜绝问题的发生。

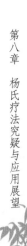

（二）解决的办法

1. 杜绝医生操之过急的行为，按照杨氏疗法规范化治疗。

2. 要把足底放置在可塑形夹板上，掌握好包扎的松紧度，反复检查，杜绝过紧，避免破损皮肤。

3. 要按照杨氏疗法规范化治疗，先矫正足内翻、内收、内旋畸形，然后再矫正跟骨与足下垂畸形，杜绝合并摇椅足。

4. 医生治疗时一定要规范，同时要认真细致地做好治疗的每一个步骤，操作时不能急于求成。患足没有矫正到中立位时，一定不要强行做 < 90°背伸，一定要预防、杜绝胫骨远端骨折。

二、临床治愈后存在的问题及解决办法

1. 先天性马蹄内翻足临床治愈后的双足在走路时要注意路面平坦不平坦的问题，对于那些刚刚学走路小孩，路面平坦与否尤为重要。因为学走路的小孩在走路时双足力量较差，步伐不稳，靠双足分开较宽来支撑自己的身体，因此最容易出现足的扭伤，但这种扭伤家长不易发现，久而久之，小孩的足出现了内翻。

2. 先天性马蹄内翻足临床治愈后的双足，在睡觉时要注意体位姿势。正常人睡觉时的体位在仰卧时，是双足处于踝足下垂内翻姿势。如果是侧身睡觉，那么双足均是下垂内翻姿势。左侧卧位时左足下垂内翻比右足下垂内翻严重，右侧卧位时右足下垂内翻比左足下垂内翻严重。睡觉时，被子压盖在双足上导致双足下垂内翻更严重。

3. 先天性马蹄内翻足在临床治愈后，要注意双足在解大小便时的姿势。现在，一般卫生间都安置了坐式大便器。在追访

临床治愈后的先天性马蹄内翻足小孩时，发现小孩都是坐在坐式大便器上大便，双足下垂，没有用板凳踩着。因此，提倡患儿使用蹲式大便器。这是因为，我们本应该每天给小孩作功能按摩、功能锻炼，有机会能下蹲就应该下蹲，这种下蹲就是无时无刻不在做功能锻炼，进一步使踝、足关节背伸活动功能维持或增加，也是巩固疗效。

4. 先天性马蹄内翻足临床治愈后的双足，一定要注意选择合适的鞋，最好穿矫形硬底布鞋或皮鞋。这一点对于能走路的小孩尤为重要，一定要穿合足的鞋。如果鞋过长，就会出现足随着鞋子前部分的重量下垂，再进一步又会出现足内翻内收。这种足的姿势和前足部的重量下垂，是造成先天性马蹄内翻足临床治愈后复发的重要原因。因此，不合适的大鞋不能穿，一般穿比足大一码就可以了。

5. 小儿先天性马蹄内翻足临床治愈后，其足不能在海绵沙发、软床垫、大人的大腿上站立。因为在柔软的物质上，足站上去会出现站立不稳，导致 3 个主要问题：一是足站立时会扭转，二是站立不平稳而致足扭伤，三是站立时不稳而致足内翻。因此，所有柔软的地方都不能站，一定要杜绝。

6. 小儿先天性马蹄内翻足临床治愈后，在家里一定要坚持为患儿做下肢的功能按摩和功能锻炼。因为小儿的骨骼发育未完全，如正常足的舟骨要在 3 ～ 4 岁才能长出来，如果不做下肢的功能按摩和功能锻炼，就有可能再次出现足内翻。因此，在家里一定要坚持为小孩做下肢的功能按摩和功能锻炼。

第二节　杨氏疗法应用范围的拓展与前景展望

在治疗小儿先天性马蹄内翻足的探索研究中，作者逐步总结、提炼，形成了有中医特色的规范化治疗方法。在此基础上，我又进一步开展了对先天性和后天性的四肢畸形治疗的研究。例如，先天性外翻足、先天性跖内收、脑瘫并发马蹄内翻足（剪刀步）、外伤性踝关节骨折并内翻足、臀部肌注并发腓总神经损伤、脑中风并发腓总神经损伤、腰椎间盘突出术后并发腓总神经损伤、脊柱裂继发（伴发）马蹄内翻足、四肢关节挛缩并发马蹄内翻足、脊髓灰质炎后遗症伴发马蹄内翻足、腓总神经损伤并发马蹄内翻足及先天性肌性斜颈、臂丛神经损伤、桡神经损伤、肱骨髁上骨折并发肘翻畸形、骨折畸形愈合矫正、O 型腿、X 型腿等病症。作者对上述病症的治疗，经反复探索、实践、总结和提高，均取得了满意的疗效。其中对脑瘫并发马蹄内翻足、脊柱裂继发（伴发）马蹄内翻足、四肢关节挛缩并发马蹄内翻足、脊髓灰质炎后遗症伴发马蹄内翻足、腓总神经损伤并发马蹄内翻足和先天性小儿肌性斜颈、肘内翻畸形、O 型腿、X 型腿的治疗效果更佳。

我创新发展的一些特色的治疗手段和方法，主要还是发扬了中医的优势，是基于杨氏疗法基础上的拓展，所依据的原理和基本的治疗方法是一样的。如果是下肢的治疗，主要是采取治疗先天性马蹄内翻足的方法。如果是上肢的治疗，主要也是借鉴杨氏疗法方法和原理，通过手法按摩、夹板固定达到治疗的目的。按摩时，手法的轻重缓急，要根据患者肢体的状况确定，做到手摸心诊；固定时，夹板的大小、长短和包扎固定的力度也都要依据患者肢体的大小、长短、粗细来确定，以合适为好。

中医药有强大的生命力，中医骨伤科技术也有广阔的应用前景。作为一名中医医生，治病救人，一定要多思考，反复领悟，不断学习，做到举一反三，触类旁通，这样不仅能提高诊断的准确率，找到好的治疗方法，获得良好的治疗效果，而且还可以拓展治疗范围，开辟新的治疗途径。比如，我通过治疗骨折病人，采用手法正骨和夹板外固定的方法，拓展出治疗小儿先天性马蹄内翻足的方法。但我并没有就此止步，而是从治疗骨科疾病的方法入手，深入探索骨科病症与其他相关疾病的关系，寻找新的治疗方法和手段，获得了一些体会，感觉受益匪浅。

下篇

杨寿峨中医治疗
小儿先天性马蹄内翻足案例实录

第九章　杨寿峨中医治疗法病例实录

本人从事骨伤科诊疗工作近 60 年，通过反复实践、不断总结，我继承和借鉴杨氏伤科手法正骨与夹板固定治疗骨折的经验，并将其拓展到小儿马蹄内翻足的治疗领域，取得了显著成效。"中医手法加广泛固定治疗小儿先天性马蹄内翻足的临床研究"科研成果，于 1991 年 11 月 7 日顺利通过湖南省省级专家技术鉴定。鉴定结论认为，该研究项目在国内形成了独特、系列、完整无创伤的治疗方法，研究成果达到国内同类研究的先进水平。自 1979 年以来，我们运用这一方法，总计治疗了来自全国 30 多个省市的 7000 多例患儿，治愈率达到 90%。现将小儿先天性马蹄内翻足病例分为 7 类典型病例进行介绍，供大家参考，具体包括未经治疗的病例、经手法和石膏固定保守治疗的病例、经手术与多次石膏固定及保守治疗的病例、先天性马蹄内翻足治疗的疗程病例、先天性马蹄内翻足并发摇椅足的病例、脑瘫并发马蹄内翻足的病例和四肢关节挛缩症的病例。

第一节　未经治疗的病例（6例）

第1例（首例）　冯某，女，出生33天，住岳阳化工总厂热电厂。1979年4月5日初诊。

病史：其母代诉，患儿3月2日在湖南省人民医院出生。出生时医生即发现患儿的左足不正常，有先天性马蹄内翻足，嘱咐她每天为小孩按摩足3次。但按摩一周后该足没有得到纠正，且畸形越来越严重。第8天出院后，随即就诊于省人民医院、湖南医学院附属一医院、附二医院和长沙市中医院，均诊断为"先天性马蹄内翻足"，并告之因小孩太小，暂时不能治疗，需等到孩子五六岁时再行软组织松解术与石膏固定，12岁时再实施骨三关节融合术与石膏固定。因小孩太小，但双腿双脚（健肢与患肢）大小粗细差别太大，家长心里非常着急。后经他人介绍来我院治疗。就诊时检查发现：左前足内翻、内收、内旋，跟骨内翻，足跟窄小，足下垂，前足很宽，足内侧有一深陷的横行皮肤皱褶连至足底，足跟后上方也有一深陷的横行皮肤皱褶连至足内侧，足内侧皮肤紧张，跟腱与跖腱膜挛缩。足趾短缩，尤以足大指短缩严重。患足伸展与外翻动作障碍。外踝位置较正常足偏前并突出，内踝偏后且不明显。患肢小腿旋前（内旋）畸形，患肢较健肢小腿肌肉萎缩1cm，短缩2cm，患足较健足短缩1.5cm。将膝关节屈曲时可见患足趾向内向后，抱着患儿站立时足背外侧着地负重。X线检查：左足呈内翻，距骨轴线指向第5跖骨偏外。诊断结果：左侧先天性马蹄内翻足。

治疗：患儿取坐位（3岁以内的患儿由家长或护士抱着端坐，面朝医生），采用手摸心诊、按摸推拿、旋转屈伸、推挤端提等4步手法按摩松解挛缩的软组织，视挛缩的软组织松解的情况，循序渐进地纠正骨错位，然后再用杉树皮塑形夹板包扎固定。治疗一周后足畸形较前纠正，但由于足畸形严重，软组织挛缩也严重，踝关节与趾关节僵硬，杉树皮塑形夹板有滑脱而导致达不到包扎固定位置要求与疗效，而对足畸形矫正有一定的影响，于是，经过反复探索研究，调整为铝制塑形夹板包扎固定患足。每天早晚各1次治疗。经过53天106次的治疗后，左足马蹄内翻畸形已矫正，外观正常。经X线照片证实距骨轴线指向第1跖骨，跟距骨轴线交角为35°，已临床治愈。

随访：采用了4步手法临床治愈患儿足畸形后，作者即指导家长为患儿做患肢及足的按摩和功能锻炼。同时，我亲手为患儿做了双矫正鞋，以巩固疗效。之后，作者连续多年跟踪追访。1991年6月26日，还专程到岳阳巴陵石化公司追访，见小孩的大腿、小腿及足外形正常，踝、跗、趾关节活动正常，行走步态、跑跳都正常，未见畸形复发，疗效稳定。随后，经湖南省岳阳巴陵石化公司职工医院放射科按作者要求作X线投照：

正位片见左右足跟距骨轴线指向正常，交角为左足20°，右足21°。

侧位片见跟距骨轴线交角下垂位为左足 25°、右足 29°，背伸位左足 35°、右足 36°，病属痊愈。

讨论：患儿出生仅 33 天，因患儿年龄太小，皮肤、肌肉、骨骼都娇嫩，发育未完成，不宜用石膏固定治疗，更不能手术治疗。作者发挥了中医学的优势，充分利用了中医特色治疗方法，且治疗效果比较理想。此病例证明了小儿先天性马蹄内翻足的早期中医治疗是有效并值得提倡的，越早治疗，疗效越好，愈后效果也越好。

下面是治疗前后及随访时的照片（图 9-1、图 9-2、图 9-3、图 9-4、图 9-5）。

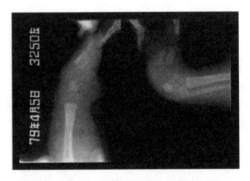

图 9-1　治疗前 X 光片

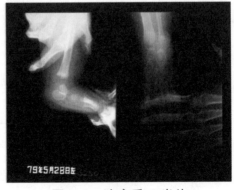

图 9-2　治疗后 X 光片

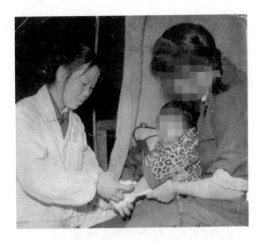

图 9-3　杨寿峨正在为冯某治疗

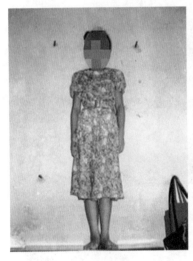

图 9-4　11 岁

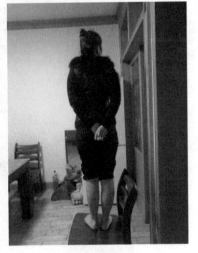

图 9-5　40 岁

第 2 例　中某，男，出生 46 天，系弃婴，被丢弃在湘潭市中医医院小儿矫形科病室医生办公室。2004 年 6 月 3 日初诊。

入院检查：双足呈马蹄内翻，前足内翻内收内旋，足前部较宽，足跟部较窄小，足内缘有一深陷的横行皮肤皱褶连至足底，足跟后上方也有一深陷的横行皮肤皱褶连至足内侧，内侧皮肤较紧张，跟腱及跖腱膜挛缩。

足趾短缩，尤以足大指严重。患足跖屈与内翻容易而力强，背伸与外翻动作障碍。患侧小腿有旋前旋内畸形，将膝关节屈曲时可见患足趾向内明显，外踝位置较正常者偏前并突出，内踝则偏后且不明显。扶着患儿站立时用足背足趾外缘负重。

下面分别是治疗前后及追访时的照片（图9-6、图9-7、图9-8、图9-9、图9-10、图9-11）。

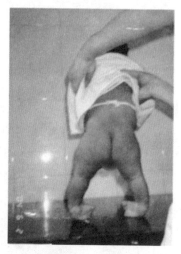

图 9-6　治疗前

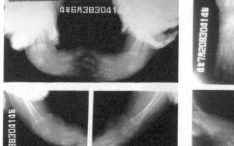

图 9-7　治疗前 X 光片

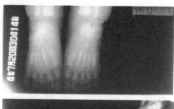
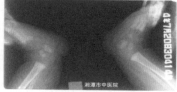

图 9-8　治疗后 X 光片

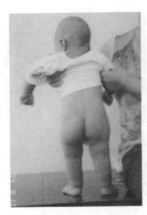 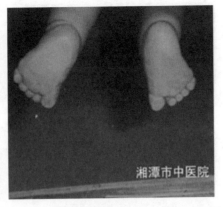

图 9-9　治疗后　图 9-10　治疗后玻璃板上足底负重相片

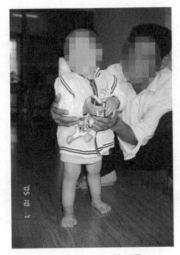

图 9-11　一年后

第3例　吴某，男，出生 1 个月，住湘潭县青竹村。1990 年 4 月 30 日初诊。

小孩出生时即发现双足内翻、内收、内旋畸形。正巧隔壁邻居的小孩 4 年前患先天性马蹄内翻足已在我院治好，邻居遂告之并陪同家长带患儿来我院治疗。患儿经两个月治疗，双侧马蹄内翻足畸形纠正。

下面分别是治疗前后及追访时的照片（图 9-12、图 9-13、图 9-14、图 9-15）。

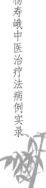

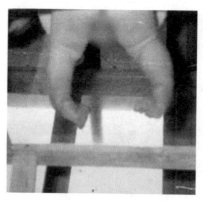
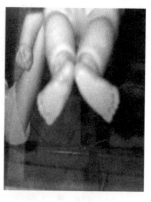

图 9-12　治疗前　　　　　　图 9-13　治疗两个月

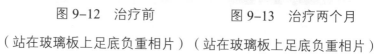

（站在玻璃板上足底负重相片）（站在玻璃板上足底负重相片）

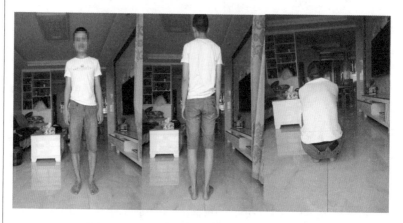

图 9-14　一年后

图 9-15　27 年后的前、后及下蹲相片

第 4 例 曾某，男，出生 19 天，住湘潭市下摄司街道。1989 年 1 月 29 日初诊。

下面分别是治疗前后及追访时的照片（图 9-16、图 9-17、图 9-18、图 9-19）。

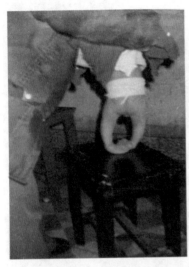

图 9-16　治疗前

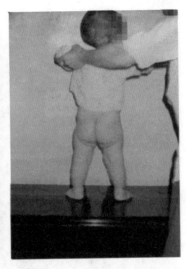

图 9-17　治疗后 4 个月

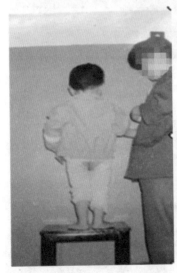

图 9-18　3 年后

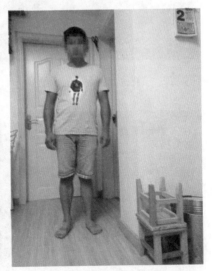

图 9-19　29 岁

第 5 例 唐某，男，出生 1 个月，住湖南省宁远县。

2003 年 10 月 4 日就诊。

　　下面分别是治疗前后及追访时的照片（图 9-20、图
9-21、图 9-22、图 9-23、图 9-24）。

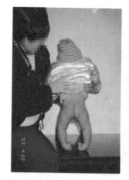 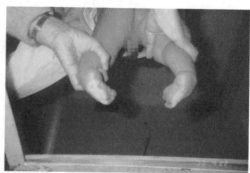

图 9-20　治疗前相片　图 9-21　治疗前站在玻璃板上足底相片

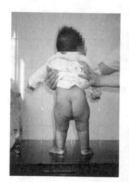 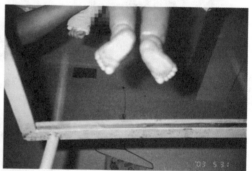

图 9-22　治疗 40 天　图 9-23　治疗 40 天站在玻璃板上足底相片

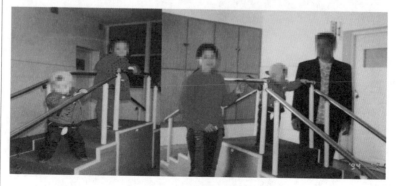

图 9-24　1 年后行走上楼梯

第 6 例　陈某，男，出生 2 个月，住浏阳市古港镇桃园村。2004 年 4 月初诊。

下面分别是治疗前后及追访时的照片（图 9-25、图 9-26、图 9-27）。

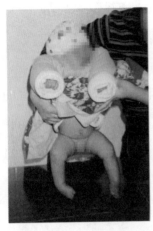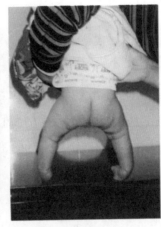

图 9-25　治疗前相片

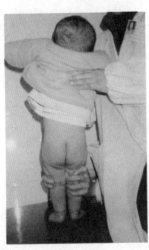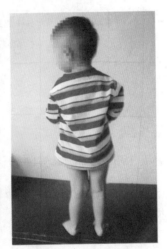

图 9-26　治疗 3 个月　　　图 9-27　3 年后

述评：未经过任何治疗的先天性马蹄内翻足患儿如果年龄小，则多易治疗，经杨氏疗法治疗后，疗程明显缩短，预后良好，足的形状恢复得也好，踝、跗、趾关

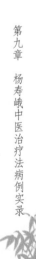

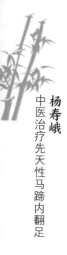
节的活动功能恢复多能达到或接近正常足，而且治疗过程无痛苦、无创伤。关于本病的治疗时间，作者的看法是越早越好，只要婴儿与母亲身体状况好，最好是出生时即治疗。如果婴儿与母亲身体不适合出生即治的要求，则可满月后再治疗，仍属于早期治疗。总之，本病一定要早治。举个简单的例子，就像小树的生长一样。小树苗长歪了，把它绑在笔直的竿上，慢慢就长直了；若是小树已经长大了，要再矫正却很难了。自然界弯曲的小树苗和小婴儿的先天性马蹄内翻足的矫治有相同性，这也是我们中医顺应天地四时万物生长整体辨治的特色所在。

第二节　经手法和石膏固定保守治疗的病例（6 例）

第 1 例　刘某，女，出生 8 个月，住湖南省临湘市粮食局。1988 年 8 月 5 日初诊。

入院检查：双足呈马蹄内翻，前足内翻内收内旋，足前部较宽，足跟部较窄小，足内缘有一深陷的横行皮肤皱褶连至足底，足跟后上方也有一深陷的横行皮肤皱褶连至足内侧，内侧皮肤较紧张，跟腱及跖腱膜挛缩。足趾短缩，尤以拇趾严重。患足跖屈与内翻容易而力强，背伸与外翻动作障碍。患侧小腿有旋前（内旋）畸形，将膝关节屈曲时可见患足趾向内明显，外踝位置较正常者偏前并突出，内踝则偏后且不明显。扶着患儿站立时用足背足趾外缘负重，足背外侧有皮下滑囊和胼胝。患儿不能站立行走。

下面分别是治疗前后和追访时的照片（图9-28、图9-29、图9-30）：

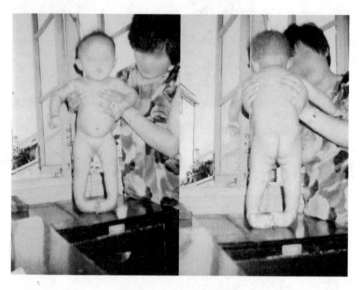

图9-28 治疗前相片

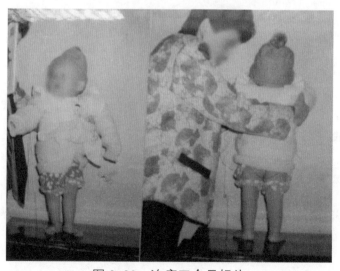

图9-29 治疗四个月相片

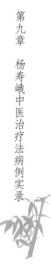

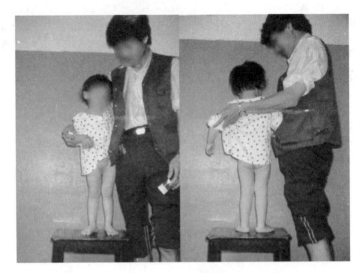

图 9-30　三年追访相片

治疗疗程的疗效

第一个疗程：前足内翻内收内旋较前矫正，前足底足趾着地负重。

第二个疗程：前足内翻内收较前基本矫正，足底站立负重。

第三个疗程：跟骨内翻与足下垂较前矫正，全足底站立负重。

第四个疗程：前足内翻内收内旋较前基本矫正，跟骨内翻、足下垂、全足底负重基本正常。

患儿患有双侧僵硬型马蹄内翻足，踝足趾关节活动功能障碍，经多种方法治疗，效果差强人意，家长也已丧失了信心。但经杨氏疗法治疗后，有显著的效果。

第 2 例　罗某，女，1 岁 9 月，住湖南双峰县梓门镇附林组。1989 年 6 月 1 日就诊。

病史：患儿自出生时即被发现双足趾向内，足背向前，足底朝后畸形。患儿出生后自行包扎，满月后在当地卫生院、双峰县中医院求医，都施以按摩包扎，均无疗效。患儿5个月时到省儿童医院就诊，予以手法矫正后石膏固定，但石膏固定仅2天便滑脱。患儿7个月时又到省人民医院就诊，行手法矫正后石膏固定并收入院治疗观察1个月出院。石膏固定两个月后拆除石膏，畸形足仍未改变。又于1989年4月2日到省儿童医院求诊，该院收住院治疗，行跟腱延长与跖筋膜切断术。家长认为手术后效果不理想，因此便回家了。在焦急中，家长看到《湖南妇女报》1988年11月3日刊载的"治疗小儿先天性马蹄内翻足新方法"的报道，带患儿于1989年6月1日来我院就诊，并收住院治疗。

其母代述：患儿足月顺产，母乳喂养，身体虚弱，易感冒，有过敏史。

检查：发现患儿面黄，形体消瘦并虚弱，发育与营养较差，智力发育较差，仅能发音，不会讲话，双手握物尚可，但全身肌肉松弛，缺乏弹性。患儿易哭，易惊慌。足趾向内，足背向前，前足内翻、内收畸形，足下垂，足趾短缩，足大指短缩尤甚。双足背宽厚、硬，内侧皮肤紧张，足中部至内侧有一深凹皱襞，足跟部窄小，跟骨内翻，跟腱与跖腱膜挛缩。踝下垂，足背皮下距骨突出，双足距骨半脱位，小腿旋前旋内畸形，小腿内后侧肌肉瘦小，缺乏弹性。双足小趾足背外侧、外踝、膝关节外侧均有与皮肤粘连似酒窝的深凹。双足背外侧着地负重，负重部胼胝大小 2×1cm。双下肢等长，均为 34cm，小腿长度均为 16cm；大腿周径均为 19cm，小腿周径均为 14cm；前足宽均为 6cm，足跟宽均为 1.5cm，足长均为 10cm。

X 线片检查：正位：跟距骨轴线左足、右足指向均偏斜。侧位：左足跟距骨轴线交角下垂位 35.5°，背伸位 9°；右足跟距骨轴线交角下垂位 32°，背伸位 7°；两足跟距骨前方重叠区均不存在。

治疗：手法按摩松解肌肉、肌腱、筋膜，绷带包扎 7～14 天。手法法加杉树皮夹板固定 7～14 天。治疗需要每日进行，每日早晨解绷带后洗澡洗足再进行治疗；包扎固定后务必仔细观察患肢血运情况，如小儿哭闹不休，足趾呈紫色，应立即松解绷带。

治疗 1～2 个月，双足先天性马蹄内翻足经按揉推拿与摸按推挤手法后，现局部已松解，跟腱已延长，前足内翻畸形基本矫正，跟骨内翻、踝下垂、距舟关节错位等症状较前有所矫正。双前足能着地负重站立，双小腿内后侧肌肉较前增加。治疗两个月，测量双下肢较前增长，双下肢均为 37cm，小腿长均为 17cm；大腿周径均为 20cm，小腿周径均为 15cm；前足宽 5.5cm，足长均为 11cm，足跟宽均为 2.5cm。中间因患儿母亲再次生育，回家休息 15 天，双足又有轻度内翻、内收，足跟内翻较前严重，足背伸活动较前差。

手法加塑形铝夹板固定 2～3 个月。

畸形矫正后，穿矫形硬底布鞋 1～2 年。

适时功能锻炼。

以上处治随病情轻重、畸形矫正后恢复情况而具体处理。畸形足矫正后需拍片复查，矫正后的第 4 个月复查错位骨恢复正常，未复发畸形。患者现在广东中山市中心医院工作，已生子，并考上研究生。

下面分别是治疗前后及追访时的照片（图 9-31、图 9-32、图 9-33、图 9-34、图 9-35）。

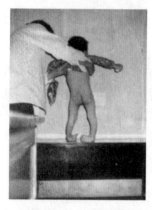 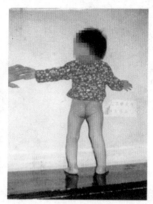

图 9-31　治疗前　　　图 9-32　治疗 3 个月

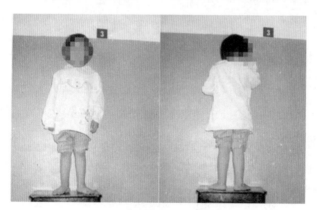

图 9-33　3 年后

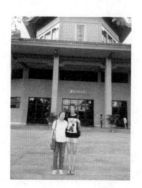

图 9-34　27 年后作者与患者合照

163

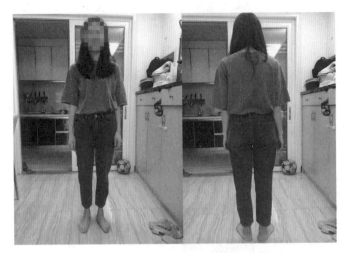

图 9-35　32 年后

第 3 例　谭某，男，出生 18 个月，住长沙市。1990年 12 月 24 日就诊。

病史：患儿出生第 3 天，在长沙市第四人民医院诊断为双侧先天性马蹄内翻足，并于患儿 3 个月时在该医院做了石膏固定治疗，期间每个月调换 1 次石膏。经过半年 6 次石膏固定后，无明显效果。随后再到湖南医学院湘雅附属第一医院、湖南医学院附属第二医院和湖南省儿童医院诊治，仍以石膏固定治疗，总时长近一年，收效甚微，患儿不能站立与行走。患儿父母偶遇一位在我们医院已治愈患儿的家长，由这位家长介绍于 1990 年12 月 24 日到我处治疗。

检查：双足呈马蹄内翻，前足内翻内收内旋，足前部较宽，足跟部较窄小，足内缘有一深陷的横行皮肤皱褶连至足底，足跟后上方也有一深陷的横行皮肤皱褶连至足内侧，内侧皮肤较紧张，跟腱及跖腱膜挛缩。足趾短缩，尤以足大指严重。患足跖屈与内翻容易而力强，背伸与外翻动作障碍。双侧小腿旋前、旋内畸形，呈"O"形腿。将膝关节屈曲时可见足趾向内明显，外踝位置较正常者偏前并突出，内踝则偏后且不明显。扶着患儿站立时用足背足趾外缘负重，足背外侧有皮下滑囊和胼胝。

治疗：给予中医手法松解挛缩的软组织，矫正骨与骨关节的错位，采用可塑形夹板外固定、功能锻炼等整套无创伤的治疗方法医治。3个月（一个疗程）后，双足畸形矫正，双足能站立，足底踏平，并且能徒步步行两米，双踝、跗、趾关节活动正常，于1991年3月16日临床治愈出院。两年后来医院复查，双足外形及行走、跑跳较好，诸关节活动功能正常。该患儿虽属于僵硬型的马蹄内翻足，但经实践证明，杨氏手法治疗效果很好，愈后效果也很好。

下面分别是治疗前后及追访时的照片（图9-36、图9-37、图9-38、图9-39）。

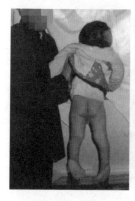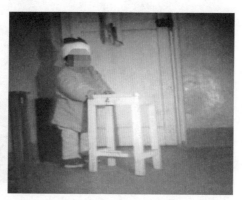

图9-36　治疗前　　　图9-37　治疗两个月

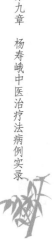

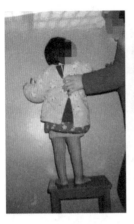 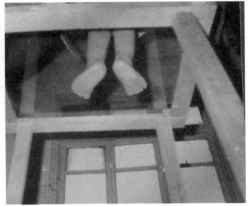

图 9-38　治疗 3 个月　　图 9-39　治疗 3 个月的足底负重照

第 4 例　赵某，男，出生 4 个月，住湘潭县雁坪乡。1989 年 4 月 17 日就诊。

右侧先天性马蹄内翻足，在当地县医院治疗后疗效不满意，经人介绍前来就诊。

下面分别是治疗前后及追访时的照片（图 9-40、图 9-41、图 9-42、图 9-43）。

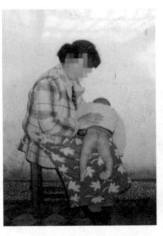 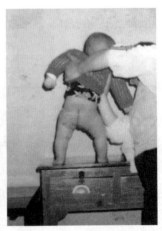

图 9-40　治疗前　　　　图 9-41　治疗两个月

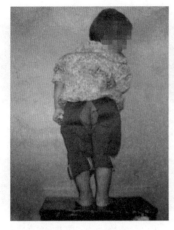
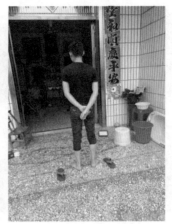

图 9-42　3 年后　　　　　图 9-43　29 岁

第 5 例　游某，男，1 岁 6 月，湖南省益阳县石笋乡人。1990 年 12 月 30 日就诊。

双侧先天性马蹄内翻足，经石膏固定保守治疗。

下面分别是治疗前后及追访时的照片（图 9-44、图 9-45、图 9-46、图 9-47、图 9-48）。

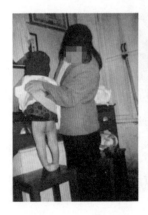
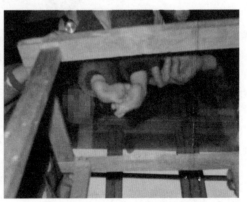

图 9-44　治疗前　　　　图 9-45　治疗前足底负重

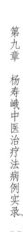

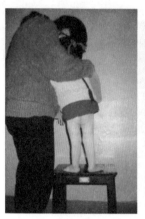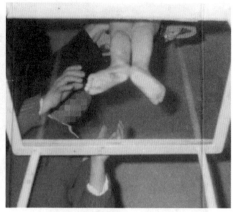

图 9-46　治疗 3 个月　　　图 9-47　治疗 3 个月足底负重

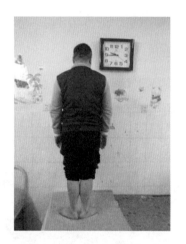

图 9-48　治疗 30 年后

　　第 6 例　王某，男，3 岁，山西省晋城李家庄乡人。2004 年 10 月 20 日就诊。

　　左侧先天性马蹄内翻足并发腓总神经损伤，经石膏固定保守治疗。

　　下面分别是治疗前后及追访时的照片（图 9-49、图 9-50、图 9-51）。

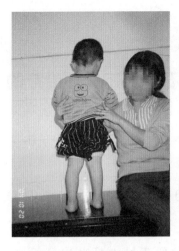
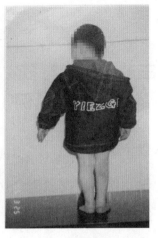

图 9-49　治疗前　　　图 9-50　治疗 3 个月

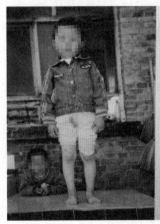
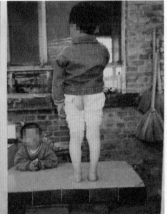

图 9-51　　1 年半后

述评：经手法、石膏固定保守治疗的病例，与未经过治疗的病例相比，需要治疗的时间更长。主要是因不当治疗导致患足出现了平足、骨骼的改变，严重的还造成了骨关节的损伤、骨关节生理解剖位置的改变。从外观看，与未经治疗的足相比较，足的形状更不正常，外形较差。

第三节　手术与多次石膏固定保守治疗的病例（2例）

第1例　王某，男，10岁，湖南省怀化人。1992年1月2日就诊。

病史：患儿出生即被发现双足内翻畸形，第7天在169医院就诊，诊断为双侧先天性马蹄内翻足。因婴儿皮肤娇嫩，对石膏的硬度难以承受，易损伤皮肤，故当时未经治疗。患儿两个月时，在该院进行第1次石膏固定，此后，每个月调整一次石膏，连续3次。治疗无效后，又在湖南湘雅附一医院骨科就诊。患儿在该院连续调换石膏固定半年多也无明显效果的情况下，于1岁零6个月时，做了跟腱延长和跖腱膜切断术并仍以石膏继续固定。患儿4岁时，因疗效仍不明显，又赴广州铁路中心医院骨科治疗。该院骨科专家建议待患儿16岁后骨骼发育形成时，再行足三关节融合术。由于求医心切，家长带患儿随即去了广州儿童医院住院治疗。该院又做了双侧跟腱延长和跖腱膜切断术，再行石膏固定。出院后，患儿反复到广州调换石膏固定两年之久，畸形仍未能矫正。后又到全国10多家大小医院中医、西医及民间医生处咨询、就诊。1988年9月全国全军骨科学术交流会在大庸市召开，家长带患儿至大庸市并请数位专家教授会诊。经讨论得出的一致意见是：小孩的足畸形很严重，踝、跗、趾关节已僵硬，不能站立，不能行走。只能等16岁时做三关节融合术，也有个别教授提出做胫前肌转移术，先只做一只足，如果效果好再做。故此，1988年11月，患儿到163医院做了右侧胫前肌外移术，但仍然无效。家长对患儿的足疾已心灰意冷，停止治疗。但在3年后，隔壁邻居看到新闻报道后，告诉了患儿家长。家长带孩子于1992年1月2日来我院就诊，并收住院治疗。

检查：发现患儿双足内翻、内收、内旋严重，足严重下垂，跟骨严重内翻，双侧小腿至足趾瘀紫、溃疡并有多块瘢痕，尤以踝关节以下溃烂严重，几处流黄色浸液。足前方内侧和足跟骨后方有5处切口瘢痕，最长切口瘢痕14cm，短的切口瘢痕也有6cm长，所有瘢痕切口严重粘连挛缩。双足背外侧与跖外侧均有3个3cm×4cm的胼胝，足纵弓、横弓消失，呈深凹陷窝形，足趾挛缩变形呈交叉重叠钩状，外踝向前向外突移位，内踝向后不明显。跟距关节、跟骰关节、跟舟关节、距舟关节、趾关节等诸关节均错位。踝、跗、趾等关节僵硬，均不能活动。双膝关节呈膝反张、内翻畸形，双下肢肌肉严重萎缩，双髋关节后右倾斜，行走姿势为上身向前倾斜，向两侧摇摆行走，步履艰难，步态不稳。

治疗：经实施杨氏手法配合石膏固定8个月，上述畸形均已基本矫正，双侧前足内翻内收内旋、足下垂、跟骨内翻基本得以矫治正常。足趾挛缩变形交叉重叠钩状已矫正，足底负重站立已踏平，诸关节错位已矫正，足趾、跗、踝关节活动正常。但遗有左足轻度跟骨内翻，行走时足有轻度下垂，能踏平，步态尚可。

该患儿年龄大，病程长，经过多次的手术治疗和石膏固定治疗均失败。这对后续治疗的确增加了很大的治疗难度和工作强度。因为双足骨骼畸形太严重，且由于多次的手术治疗留下切口瘢痕的粘连与挛缩，跟距关节、距舟关节、跟骰关节均有不同程度的关节脱位，骨与骨关节的错位与脱位日趋严重，足的诸关节特别僵硬，并随着年龄的增长和行走负重，力线力矩的改变，日积月累，使其双足骨骼畸形与软组织的挛缩与粘连越来越严重。同时，年龄大的患儿在精神上、心理上与婴幼儿有所不同，他们思想包袱非常严重，顾虑很大，在治疗上也给医生增加了复杂性和困难程度。

下面分别是治疗前后及随访时的照片（图 9-52、图 9-53、图 9-54、图 9-55、图 9-56）。

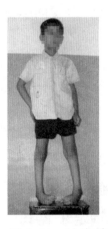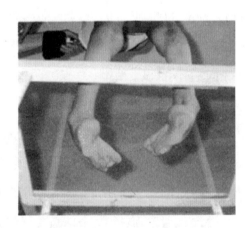

图 9-52　治疗前　　　　图 9-53　治疗前负重相片

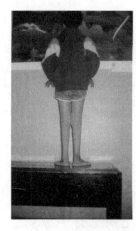
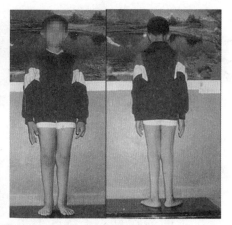

图 9-54　治疗 8 个月后相片　　图 9-55　治疗 1 年后

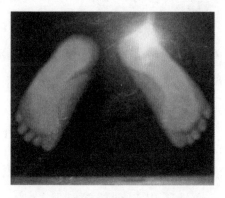

图 9-56　治疗 1 年后足底负重照片

第 2 例　刘某，男，10 岁，湖南省长沙市荣湾镇望月村人。1989 年 8 月 12 日就诊。

病史：患儿出生时即发现右足内翻畸形，满月后到湖南医学院附属一医院、二医院就诊。两院均诊断为右侧轻度先天性马蹄内翻足，但因婴儿太小无法治疗，需待患儿 1 岁多后再做软组织松解术与石膏固定治疗。1981 年 4 月 6 日到湖南医学院附属一医院就诊，该院予以石膏固定，嘱家长待小孩 4 岁后做软组织松解术。1983 年 1 月 17 日，在湖南医学院附属一医院骨科住院

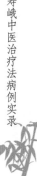

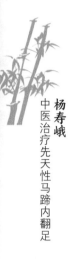

治疗，全麻下行跖筋膜切断术、皮跟腱延长术和三角韧带切断术加石膏固定治疗。1个月后足跟部切口已愈合，检查后发现右足底瘢痕需再行矫形手术。但手术后，足中部切口4个多月不愈，后经外敷中药末，才逐渐愈合。此后，该切口瘢痕越来越萎缩，小孩跛行加重。后多次就诊，但均无明显效果。经朋友介绍来我院就诊。

检查：见患儿右足呈马蹄内翻，前足内翻、内收、内旋，足前部较宽，足跟部窄小，足内缘有一深陷的横行皮肤皱褶连至足底，切口瘢痕厚硬、紧，呈堆积瘢痕，跖腱膜挛缩。足跟后上方也有一深陷的横行皮肤皱褶连至足内侧，内侧皮肤较紧张；跟腱处有一瘢痕厚、不规则；足下垂严重，呈严重的高弓足；足背跗骨突出，均已半脱位；小趾粗大较长，其他足趾短缩，尤以足大指细小而短小。患足跖屈与内翻容易且力强，足背伸与外翻动作障碍。患侧小腿旋前、旋内畸形，患肢较健肢肌肉萎缩，缺乏弹性。患侧小腿较健肢短3cm，患肢较健肢短6cm，患足较健足短3.5cm。将膝关节屈曲时可见患足足趾向内，外踝位置较正常者偏前并突出，内踝则偏后且不明显。右踝、跗、趾关节活动功能障碍，患儿站立与行走时前足的跖面外侧及足小指外缘负重着地，跛行，步履艰难，足跖外侧有皮下滑囊和胼胝。

下面分别是治疗前后及随访时的照片（图9-57、图9-58、图9-59、图9-60、图9-61）。

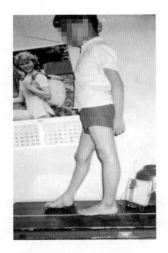

图 9-57　治疗前

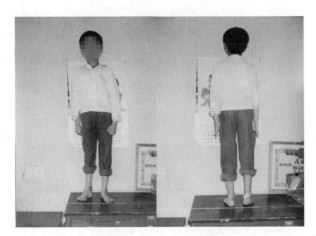

图 9-58　治疗 4 个月

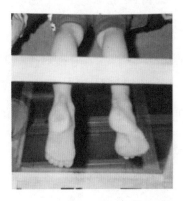

图 9-59　治疗 4 个月足底负重相片

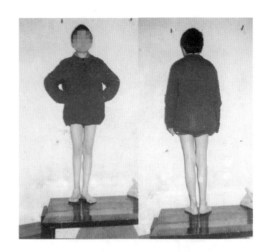

图 9-60　治疗 6 个月

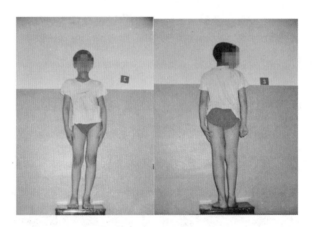

图 9-61　治疗后两年

述评：多次石膏固定保守治疗与多次手术极容易破坏足正常解剖结构与形状。如胫前肌外移置术，将胫前肌附着点切断，再把胫前肌抽出来，放到足背的外侧跖骨上缝合起来，可以起到让足外展、外翻的作用。但这样改变了原有的生理解剖结构，使患儿的正常发育受到严重的影响。

第四节　先天性马蹄内翻足并发摇椅足病例介绍（1 例）

何某，男，1 岁 8 个月，重庆市兴文县人。1990 年 4 月 16 日初诊。

病史：双侧先天性马蹄内翻足不能站立行走、活动受限 1 年余。患儿出生时即发现双足马蹄内翻畸形，即在当地县医院就诊。当时嘱家长在家自行按摩，无明显效果。患儿满月后，家长带到四川医学院骨科就诊，诊断为双侧先天性马蹄内翻足。患儿半岁后，做了矫形与石膏固定治疗，每月调换石膏固定 1 次，连续调换了 10 次，但疗效不明显。后经朋友介绍来我院就诊。

检查：发现双侧先天性马蹄内翻足，前足内翻、内收、内旋，足前部较宽，足跟部较窄小。足内缘有一深陷的横行皮肤皱褶，连至足底；足跟后上方也有一深陷的横行皮肤皱褶，连至足内侧。内侧皮肤较紧张，跟腱及跖腱膜挛缩。足趾短缩，尤以足大指严重。患足跖屈与内翻容易且力强，背伸与外翻动作障碍。患侧小腿有旋前（内旋）畸形，立与行走困难，将膝关节屈曲时可见患足趾向内明显，外踝位置较正常者偏前并突出，内踝则偏后且不明显。扶着患儿站立时用足背、足趾外缘负重，足背外侧有皮下滑囊和胼胝。

下面分别是治疗前后和追访时的照片（图 9-62、图

9–63、图 9–64、图 9–65、图 9–66）。

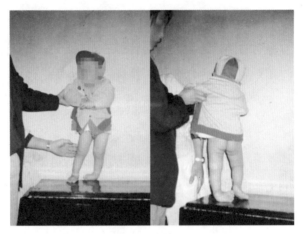

图 9–62　治疗前

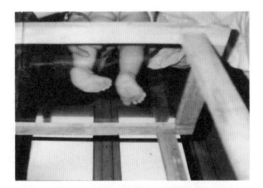

图 9–63　治疗前足底负重相片

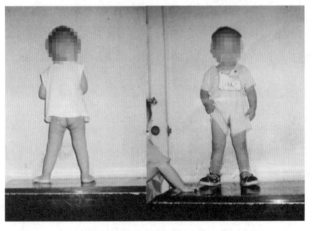

图 9–64　治疗后 3 个月

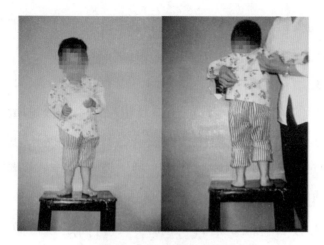

图 9-65　治疗后 1 年

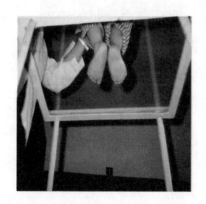

图 9-66　治疗后一年足底负重相片

　　讨论：该患儿本系双侧先天性马蹄内翻足，经重庆当地医院治疗，予以石膏固定治疗后，出现了右足并发摇椅足畸形。当时，我按照北京市儿童医院院长潘少川教授教导的"病人照了前后面的相片，但还要给病人照足底相，病人站在玻璃板上射线向上"的指示，拍了患儿的足底相片，留下了病人足底负重点和足底畸形及形状改变的相片。在相片中，仍可见足底跗中关节稍向下，与左足底相较有差别。为此，在治疗中，一定要预防、杜绝摇椅足的出现。

需要进一步分析讨论的问题是：治疗过程中是哪些原因造成了并发摇椅足，我认为可能有如下因素。

1. 治疗中没做到手摸心诊，没有反复思考、体会手法治疗的力度、技巧，使用强行粗暴的手法扳足所致。

2. 没有按规范操作，如没有做好前期准备，没有将严重挛缩的软组织松解到位，或者是根本没有松解挛缩的软组织，强行硬扳所致。

3. 在石膏固定后，将前足与石膏固定强行做背伸，位置达中立位（90°）所致。

对小儿先天性马蹄内翻足的治疗，一般要分几个步骤。第 1 步：先充分松解挛缩的软组织；第 2 步：纠正前足内翻、内收、内旋；第 3 步：足下垂畸形纠正，如有摇椅足畸形的同时也要纠正摇椅足畸形；第 4 步：矫正跟骨内翻；第 5 步：纠正胫骨远端旋前、旋内畸形。医者必须一步一步地纠正，切忌操之过急，禁用强行粗暴的手法治疗本病。

第五节 脑瘫并发马蹄内翻足病例（2 例）

第 1 例 喻某，女，3 岁，湖南省临湘县人。1989 年 7 月 12 日就诊。

病史：患儿自出生即被发现双侧先天性马蹄内翻足不能站立行走，伴头不能竖立、摇摆和不语。双足向内，足背向前，足底朝后畸形。经自行包扎无效，便中断包扎，于1988年3月到武汉儿童医院门诊。医生诊断为先天性马蹄内翻足，在麻醉下行手法矫正后以石膏固定2个月，以后调换石膏固定直到10次，但无效果。经朋友介绍来我院门诊治疗。

检查：发现患儿双足内翻、内收、内旋，足背向前，足底朝后朝天，足前部较宽厚且硬，足跟较窄小，足背和踝外侧皮肤松弛，足内侧皮肤紧张，足跟上方与足内侧中部至足底部均有一深陷皱襞，跟腱与跖腱膜挛缩，足趾软组织均挛缩，趾甲均上翘，足大指短缩尤为严重，双足趾向足底弯曲，双小腿后、内侧肌肉严重萎缩、无弹性，小腿旋前、旋内畸形，双膝反张严重，足背伸及外翻动作障碍，功能丧失。扶着患儿站立时，足背中部落地负重，足底朝后朝天，双足背各有2个胼胝，踝关节背伸与外展活动功能丧失。患儿现伴有精神萎靡、大汗淋漓、四肢痉挛、口流涎等症状，不会发音讲话，双上肢不能活动和握物，双手颤抖，全身乏力。头不能竖立且摇摆，不能独坐、独站，不能侧卧、俯卧睡，只能双足朝内盘腿仰卧，大小便失禁，紧张时，头、背、腰、臀、四肢挛缩成团。易啼哭，易惊厥。

治疗：患儿病情复杂，神经过度紧张，来院就诊哭闹不休，全身痉挛，大汗淋漓，不停流口涎。经常感冒发热。在神经内科和内科协同处治的同时，我在治疗时有意增加手法按摩时间，让患儿放松，并诱导患儿发音讲话。

治疗20余日，患儿双上肢活动功能增加，右手能握物，左手能摸嘴，动作仍显笨拙。颤震，少食。

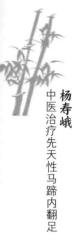
治疗 1 个月，病情较前明显好转，患儿能发音叫爸爸、妈妈，头颈能竖立，不流口涎，双手能握物，双臂能内收上举活动，双足畸形挛缩的肌肉、肌腱、筋膜较前松解，较柔软，前足内收、内翻、内旋和跟骨内翻，踝下垂较前有所矫正，足与足趾稍能背伸，前足能着地站立，双足足背的胖脓较前有所消退，双下肢全长较前增长 4cm。

治疗两个月，患儿不紧张时可独坐数十分钟，扶着可以走一百多步。双足底能平着地，足背伸 90°站立，足内收、内翻已矫正，足趾能背伸活动，下肢较前增长 2cm。为了使孩子更好地康复，我陪同患儿父母到湖南医学院附一医院神经内科就诊，诊断为大脑发育不全。建议做尿筛选和 CT 检查。由于经济原因家长拒绝，返回湘潭市中医院继续治疗。

治疗 3 个月出院，双足先天性马蹄内翻足畸形基本矫正，足底着地站立，患儿扶着板凳能独站独坐，能俯侧卧睡，能伸腿仰睡，易惊厥较前减少。患儿双臂能做内收、外展、后伸、抬举等活动，手能握物。患儿精神振，神志清，心中灵敏，能叫唤要吃东西，能发音喊爸爸、妈妈、姐姐，能表达要走等语言。患儿双下肢长长，个子也长高了。

下面分别是治疗前后和追访时的照片（图 9-67、图 9-68、图 9-69、图 9-70）。

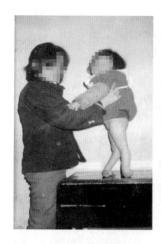 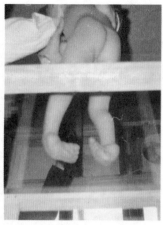

图 9-67　治疗前相片　图 9-68　治疗前足底负重相片

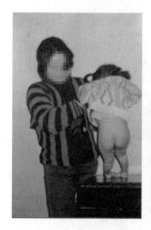 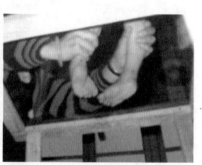

图 9-69　治疗 1 个月　图 9-70　治疗 1 个月足底负重相片

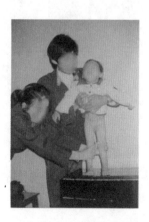

图 9-71　治疗二个月后正面负重相片

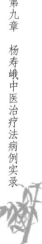

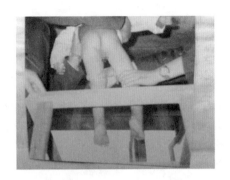

图 9-72　治疗两个月（双足底较前基本着地）

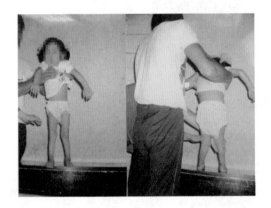

图 9-73　治疗 3 个月

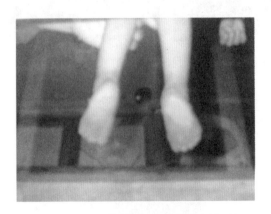

图 9-74　治疗 3 个月足底负重相片

第 2 例　蒋某，男，17 岁，湖南省湘潭人。1993 年 7 月 18 日就诊。

病史：患者出生后 8 个月时感冒发热 4 天，第 4 天清晨 6 点热退，但小孩神疲乏力，口吐白沫，间歇性四肢抽搐。出院后，时常吐白色泡沫痰，并有四肢抽搐。至患儿 1 岁半时，仍不能站立与行走，到医院检查未发现问题。待患儿 2 岁时仍不能走路讲话，双手不能活动，双足内翻，不能站立与行走。此时被诊断为脑瘫并发双侧马蹄内翻足，但因年幼，暂无适合的治疗方法。后采用了针刺、艾灸、按摩、双足上夹板包扎固定、内服中药等多种治疗方法，经多年治疗，仍然效果甚微。待患儿 14 岁时，个子长到 1 米 6，行动更艰难了，到上海医科大学骨科和湖北同济医科大学骨科就诊，均诊断为脑瘫并发马蹄内翻足，家长对治疗预期不满意，又到湖南湘雅附属二医院骨科就诊。接诊的是孙材江教授，孙教授嘱家长说："孩子患的是脑瘫并发双侧马蹄内翻足，足部手术治疗可以对病症有些改变，但其他神经系统的问题不能改变。治疗目的主要是能走路。我介绍你们带着小孩到湘潭市中医院伤科治疗，找杨寿峨主任治疗就好，那种治疗方法更合适他的病症。"他们听了这些话后，第 2 天便带着小孩来我院就诊。

下面分别是治疗前后和追访时的照片（图 9-75、图 9-76）。

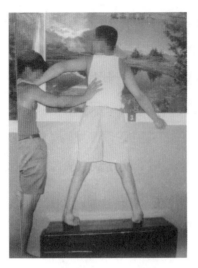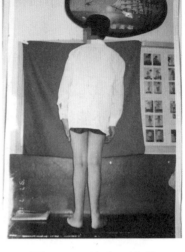

图 9-75　治疗前　　　　图 9-76　治疗 8 个月

　　讨论：脑瘫并发马蹄内翻足的患儿喻某，经小儿先天性马蹄内翻足杨氏疗法治疗后，患儿的双侧马蹄内翻足基本矫正，双足活动好，能站立。脑瘫并发马蹄内翻足的蒋某，来我院来就诊时，已快成人（16岁），骨骼发育已初步定型，完全可以做三关整合手术，但一些接诊过的医生认为大脑问题不能解决，神经的协调还是不行，能走路的概率较低，故而一直未手术。后经湘雅医院孙材江教授介绍来我院治疗。畸形基本矫正，智力也有明显改善，学医，开诊所，结婚，生子。如果及早治疗，疗效会更好，病人的痛苦也会少些，疗程也会缩短。

第六节　四肢关节挛缩症并发先天性马蹄内翻足病例（1例）

刘某，女，3岁，湖南省衡东县珍珠乡人。1993年3月24日就诊。

病史：患儿出生时四肢变形，双手呈鹰爪形，双足内翻畸形，满月后家长带患儿到衡东县人民医院就诊，被诊断为四肢关节挛缩症并发双侧马蹄内翻足。患儿半岁时，开始石膏固定治疗，但经8个月治疗未见明显好转，后由该院介绍到湘雅附二院骨科就诊。予以手法按摩加小夹板包扎固定，反复治疗了一年余，收效甚微。患儿3岁多时，仍不能端碗拿筷，也不能站立与行走。后由同村的村民介绍来我院就诊。

检查：见双手呈鹰爪挛缩，双足呈马蹄内翻，前足内翻、内收、内旋，足前部较宽，足跟部较窄小。足内缘有一深陷的横行皮肤皱褶，连至足底；足跟后上方也有一深陷的横行皮肤皱褶，连至足内侧。内侧皮肤较紧张，跟腱及跖腱膜挛缩。足趾短缩，尤以足大指严重。患足跖屈与内翻容易且力强，背伸与外翻动作障碍。患侧小腿有旋前（内旋）畸形，将膝关节屈曲时可见患足趾向内明显，外踝位置较正常者偏前并突出，内踝则偏后且不明显。患儿扶着站立时用足背足趾外缘负重，足背外侧有皮下滑囊和胼胝。患儿不能站立行走。

下面分别是治疗前后和追访时的照片（图9-77、图9-78、图9-79）。

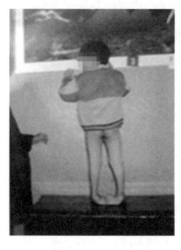 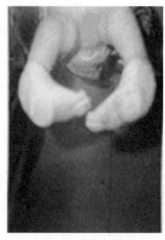

图9-77　治疗前　　图9-78　治疗前足底负重照片

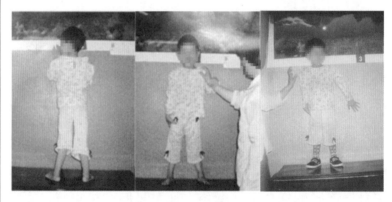

图9-79　治疗3个月

讨论：该患儿系先天性四肢关节挛缩症，双手屈曲、屈腕畸形，双侧马蹄内翻足。经治疗3个月后，四肢畸形较前矫正，可以穿着矫形硬底布鞋站立。

附录

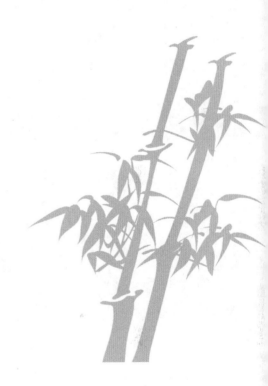

附录 1　潘少川教授的来信

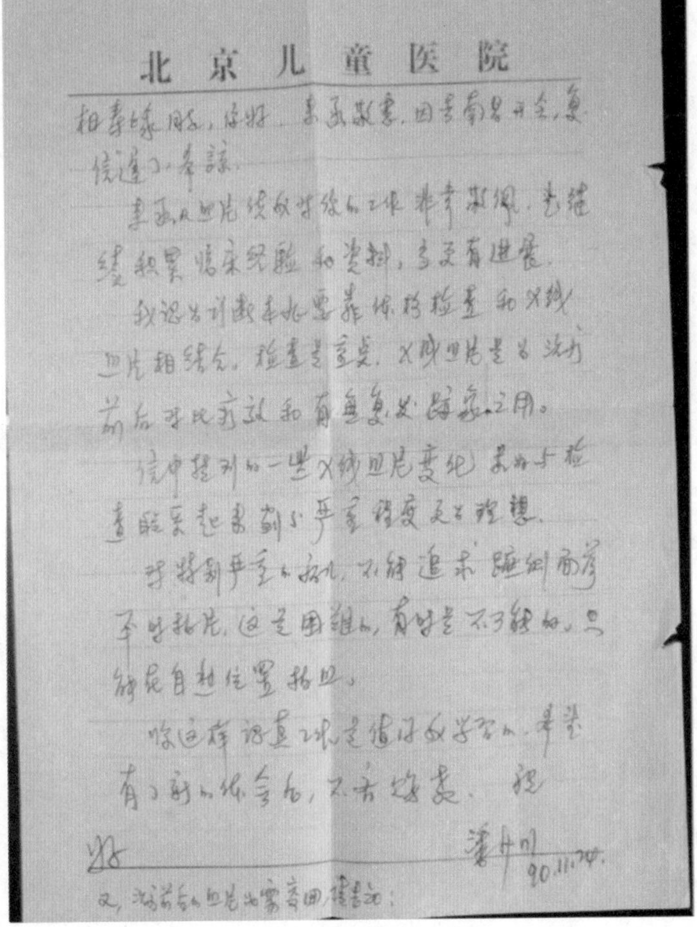

北 京 儿 童 医 院

柏青嫁同志，你好。来函收悉，因去南昌开会，复信迟了，希谅。

来函及照片[illegible]的工作非常出色，望继续积累临床经验和资料，争取有进展。

我认为诊断本病要靠体格检查和X线照片相结合，检查是主要，X线照片是为治疗前后对比疗效和有无复发时参考之用。

信中提到的一些X线照片变化[illegible]

[illegible]

像这样认真工作是值得我学习的。希望有了新的体会后，不吝赐教。祝

好

潘少川

90.11.24.

又，治疗前后的照片如需寄回，请告知；

附图 1　1990 年来信

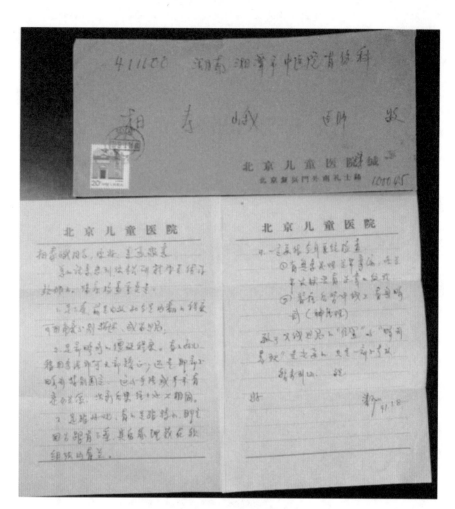

附图 2　1991 年来信

附录 2　患儿冯某家长的来信

尊敬的领导：

我们的独生女儿冯琳，于1979年3月2日诞生于长沙。女儿的诞生本应使我们夫妇非常高兴，但我们万万没有想到孩子不幸患先天性马蹄足内翻症。我们焦急万分，带着尚未满月的孩子到湖南人民医院求医，医院的结论是要我们十二年后再到医院作手术，手术后恢复情况很难说。我们不死心，又四处托人寻名医。功夫不负有心人，我们找到了当时在长沙很有名气的骨科界权威人士，结果更使我们失望，他说孩子少一根跟骨将终身全带有残疾，当时我们如雷轰顶，全然不知如何是好。我们只有一个宝贝，可她将终身残疾，特别是做母亲的，情绪低落到极点，整日里以泪洗面，这样的心情是无人能够体会得到的。家在我们万分着急的时候，打听到湘潭市中医院的杨寿鑫大夫治疗这种病，我们抱着一线希望带着刚满月的女儿到湘潭来找杨大夫。

入院后杨医生对我们不是亲人胜似亲人，对我们从生活上到医疗上都给予无微不至的关心和照顾。不论是她的为人还是医德都使我们十分敬佩。无论刮风

第　页　　　　　　　　　　　19　年　月　日

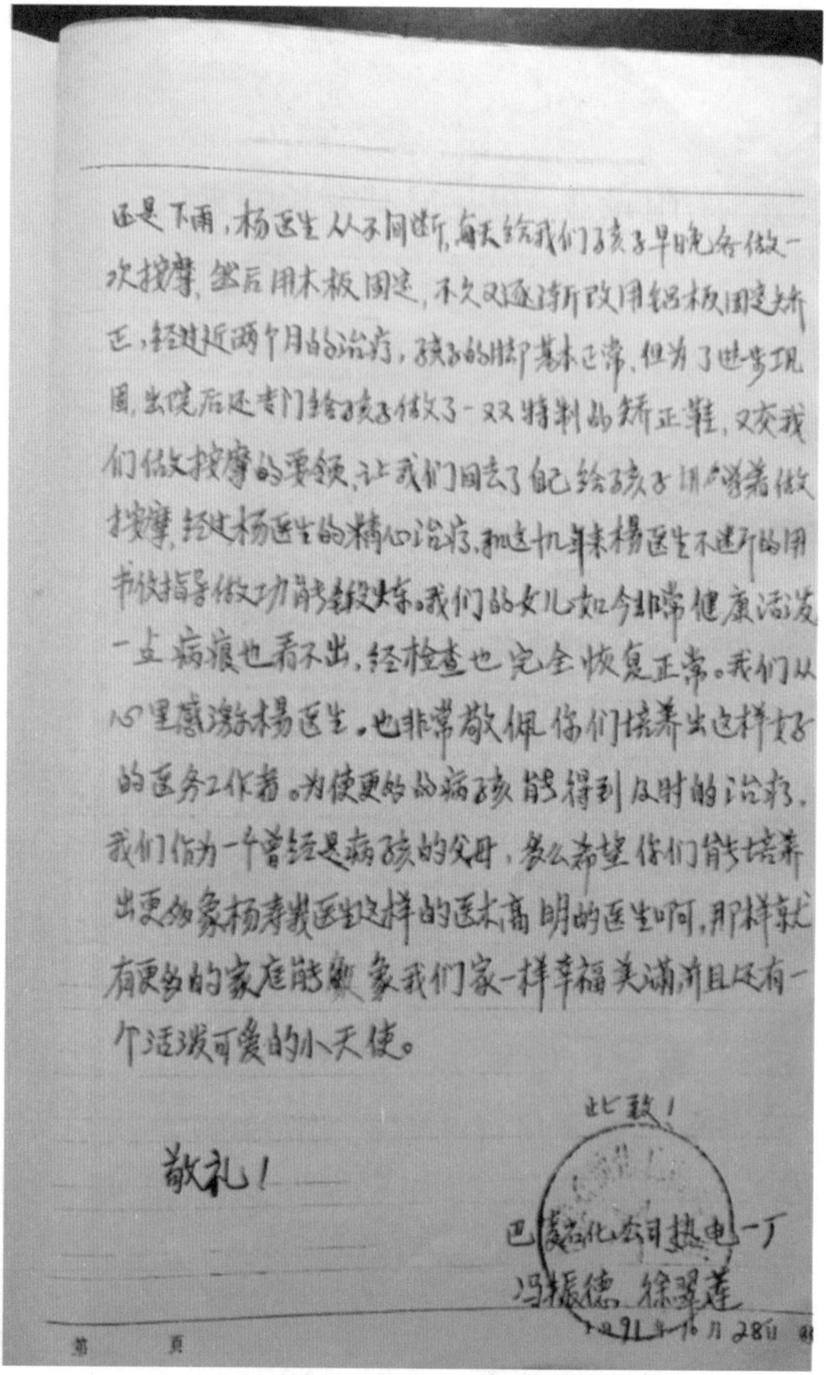

正是下雨，杨医生从不间断，每天给我们的孩子早晚各做一次按摩，然后用木板固定，不久又通过所改用铝板固定矫正，经过近两个月的治疗，孩子的脚基本正常，但为了避免再出现回出使后还专门给孩子做了一双特制的矫正鞋，又交我们做按摩的要领，让我们回去了配给孩子们学着做按摩，经过杨医生的精心治疗，和这几年来杨医生不递间的用书信指导做功能锻炼，我们的女儿如今非常健康活泼一点病痕也看不出，经检查也完全恢复正常。我们从心里感激杨医生。也非常敬佩你们培养出这样好的医务工作者。为使更多的病孩能得到及时的治疗，我们作为一个曾经患病孩的父母，多么希望你们能培养出更多象杨寿峨医生这样的医术高明的医生啊。那样就有更多的家庭能象我们家一样幸福美满而且还有一个活泼可爱的小天使。

此致！

敬礼！

巴陵石化公司热电一厂

冯振德 徐翠莲

1991年10月28日

附图3　患儿冯某家长的来信

194

附录3　致患儿家长的一封公开信

家长们好！

我是湘潭市中医医院医生杨寿峨，对小儿先天性马蹄翻足的治疗与研究60多年。小儿先天性马蹄内翻足这种疾病，是由于多种原因所造成的。这种病虽然是先天性的，但并非完全不可以治疗，关键是家长们需要重视，尽早治疗，而且要找到正确的治疗办法。如果患者在婴幼儿时期没有接受较好的治疗，年龄越大，治疗的困难也越大，治疗的时间也更长，疗效也会更差，可能会导致终身残疾，演变成终身性疾病。尤其是婴儿出生时，从外观看畸形足都是呈马蹄内翻，但病症又各有不同。有的足骨骼并没有错位，属于松软型的；有的骨骼已发生错位，属于僵硬型的。随着年龄的增长，身体的生长发育，足部畸形会逐日加重，进而形成继发性畸形。属于松软型的，足部骨骼畸形也会逐渐错位；属于僵硬型的，骨骼错位会逐渐严重。总之，两种情况都会严重影响患儿身体的正常发育。所以，我认为应特别强调的是重视对本病的早期治疗（出生～1岁以内），并密切关注以下几点。

1. 小儿先天性马蹄内翻足患儿出生时软组织与骨骼很娇嫩，如同刚冒出土的树苗一样娇嫩。有的树苗出土时树杆就长弯了，我们的培育员把弯的小树干绑在笔直的杆儿上，弯曲的小树干很快就长直了，并且长得更高了。婴幼儿的骨骼发育未完成，软组织与骨骼很娇嫩，适合早期治疗，而且治疗效果好。

2. 小儿先天性马蹄内翻足患儿有着自己的个性，对治疗的配合程度是不一样的。有的性情温柔，有的性情急躁。性格相对温柔的患儿在治疗过程中能很好地配合医生的治疗，这样恢复得又快又好。相反，性格急躁的患者在治疗过程中与医生配合不好，那么，矫正的时间就会长。有的小宝宝连脚都不能摸，触摸一下马上就缩回去，又哭又闹，又踢又蹬。

3. 小儿先天性马蹄内翻足患儿家长在休产假期有充足的时间为患儿治病。我经常听到有患儿家长讲："我要上班，没时间继续带小孩治病了。"如果在产假期间抓紧时间为小孩治好足疾，那就两全其美。因此，我强调早期治疗。

4. 部分小儿先天性马蹄内翻足患儿的家长在看到出生的小孩是马蹄内翻畸形足后，只让家人知道，不敢告诉外人，怕别人讲不好听的话，所以，不到医院治疗，多在家里自己按摩包扎。但这种病毕竟是疑难病症，自己怎么会治得好呢？即便是医生，有的医生不耐心又手法粗暴，也不一定能治好，何况没学过医的家长？在家里是治不好这个病的，相反，还会造成足部畸形加重，损伤足部的软组织与骨骼，最终延误患儿的早期治疗。

5. 小儿先天性马蹄内翻足患儿护理方面要重视以下几点：①卫生问题。患儿的二便要注意不弄到包扎固定的绷带上。②饮食问题。要注意清淡，不要过分油腻，适当吃些蔬菜，荤蔬搭配好。哺乳期妈妈的饮食也要如此。

6. 小儿先天性马蹄内翻足患儿临床治愈后，对鞋的选择一定要注意，穿着的鞋一定要合脚。脚穿在鞋子内，空余长度不能超过 1cm，如果超过了 1cm 以上，就会引起前足内收内翻，容易扭伤脚。因此，建议不要穿过长的鞋。如果患儿愿意穿矫形硬底布鞋那会更好，这个鞋同样不能过长，也要跟着脚的生长随时调整。

7. 小儿先天性马蹄内翻足患儿临床治愈后，要有意识地训练患儿走轻微的外八字步势（外八字步势一般是足尖向外 1cm）。这种轻微的外八字步势可以进一步巩固和增进疗效，同时可以预防足马蹄内翻畸形的复发。

8. 小儿先天性马蹄内翻足患儿临床治愈后，一定要定期复查。这是非常重要的，是使患足恢复正常的关键。因为有的小孩在学走路时，不慎扭伤了脚，但是小孩不会讲，家长也不清楚。通过复查，会发现患儿是否发生过脚扭伤的情况，可以及时纠正。尤其是这种扭伤，是最容易诱发马蹄内翻足复发的因素。所以，家长必须重视定期复查。

以上原因讲了很多，也强调了本病一定要早期治疗。在治疗时要注重饮食调养和心理调护，要好好配合治疗，要让小朋友高高兴兴地接受治疗，所以，家长们对小儿先天性马蹄内翻足疾病，一定要有信心，好耐心，树恒心，下决心，为患儿治好先天性马蹄内翻畸形足疾病。

杨寿峨

2022 年 2 月

附录 4 专病专科的科研成果、获奖奖项

1. 1989 年元月，"中医手法加广泛固定治疗先天性马蹄内翻足的临床研究"科研项目在湖南省卫生厅正式立项。

2. 1991 年 11 月，"中医手法加广泛固定治疗先天性马蹄内翻足的临床研究"科研项目通过湖南省卫生厅组织的鉴定。

3. 1992 年，"中医手法加广泛固定治疗小儿先天性马蹄内翻足的临床研究"获湖南省科技进步奖二等奖、湖南省中医药科技进步奖二等奖、湘潭市科技进步奖一等奖，被收入《湖南重大科技成果选集（1979–1992）》（湖南科技出版社）。

4. 1996 年，"中医手法加广泛固定治疗小儿先天性马蹄内翻足的临床研究"参加国家科委 1997 年《国家级科技成果重点推广计划》指南项目评审会答辩。

5. 1997 年，"中医手法加广泛固定治疗小儿先天性马蹄内翻足的临床研究"列入国家科技成果重点推广计划。

6. 2002 年，国家中医药管理局中医临床诊疗技术整理与研究项目课题"杨氏手法加塑形镀锌铁夹板外固定治疗小儿先天性马蹄内翻足多中心临床规范化研究"获国家中医药管理局批准立项。

7. 2007 年 11 月，"杨氏手法加塑形镀锌铁夹板外固定治疗小儿先天性马蹄内翻足多中心临床规范化研究"由国家中医

药管局委托湖南省中医药管理局进行了结题鉴定。

8. 2009 年 6 月，"杨氏疗法治疗小儿先天性马蹄内翻足临床规范化研究"获湖南省中医药科技进步奖二等奖（湘中医药会字〔2009〕第 20 号）。

9. 2015 年 9 月，"杨氏疗法治疗小儿马蹄内翻足临床规范化研究"获中国中医药研究促进会科学技术进步二等奖。

10. 2015 年 12 月，"杨氏小儿先天性马蹄内翻足疗法"获湖南省中医药专长绝技项目。

11. 2022 年 4 月，"中医正骨疗法（湘潭杨氏正骨术）"获湖南省非物质文化遗产代表性项目。

附录 5　专病专科学术带头人——杨寿峨所获荣誉

1. 1988 年被评为湘潭市先进生产（工作）者。

2. 1992 年湘潭市首届医学科技大会，获评有突出贡献的科技工作者称号。

3. 1995 年，荣获"湘潭市卫生局有突出贡献的名老中医"称号。

4. 1996 年获评享受国务院政府特殊津贴专家。

5. 1996 年被评为湘潭市"八五"残疾人康复工作先进个人。

6. 1996 年荣获湘潭市卫生局"医德贵仁　医风贵正　医术贵精　医绩贵勤"精神奖。

7. 1997 年，荣获"全国职工自学成才奖"。

8. 1997 年被评为湘潭市先进工作者（劳模）。

9. 1997 年荣获 1991—1995 年科教兴卫活动先进科技工作者称号。

10. 1998 年被评为湖南省优秀中青年专家。

11. 2001 年当选湖南省第八次党代会代表。

12. 2004 年获评湘潭市卫生局行风评议工作先进个人。

13. 2004 年 10 月，杨寿峨被评为湘潭市卫生系统行风评议工作先进个人。

14. 2006 年，荣获"湖南省名老中医"称号。

15. 2007 年 4 月，杨寿峨被评为"2006 年度感动湘潭十大新闻人物"。

16. 2007 年荣获全国卫生系统先进工作者称号。

17. 2007 年荣获湘潭市卫生局 2002—2006 年优秀专利发明人称号。

18. 2010 年被湘潭市人民政府评为全国农村中医工作先进市创建工作先进个人。

19. 2008 年，被国家中医药管理局确认为第四批全国老中医药专家学术经验继承指导老师。

20. 2012 年荣获 2007—2012 年度湘潭市卫生科技优秀发明人称号。

附录 6　主要参考文献

[1] 何涛，刘敏 . 先天性马蹄内翻足病因学研究 [J] . 华西医学，2009，24（8）：2215–2217.

[2] 杨寿峨 . 手法加固定治疗小儿先天性马蹄内翻足附 25 例报告 [J] . 中华中医骨伤科杂志，1988，6（2）：28.

[3] 王永达 . 手法结合托板固定治疗婴儿先天性马蹄内翻足 [J] . 中国中医骨伤科杂志，2000，13（10）：634.

[4] 马诚 . 手法与矫形足托治疗先天性马蹄内翻足 [J] . 国外医学：物理医学与康复学分册，2005，25（3）：134.

[5] 杨寿峨，段雄义 . 中医手法加广泛外固定治疗小儿先天性马蹄内翻足研究回顾 [J] . 中国现代临床医学杂志，2005，4（7）：48–51.

[6] 段雄义，杨寿峨，段雄敏 . 正骨手法加塑形镀锌铁夹板外固定治疗小儿先天性马蹄内翻足 62 例 [J] . 中医药导报，2007，（8）：40–42.

[7] 李赤峰，李青龙 . 探讨协同手法与动态固定治疗婴幼儿先天性马蹄内翻足 [J] . 中国中医骨伤科杂志，2007，15（11）：6–9.

[8] 朱明海 . 张天健手法治疗先天性婴儿期马蹄内翻足经验 [J] . 河南中医，2009，26（9）：17–18.

［9］张懿，张志峰.中药熏洗结合潘赛缇法治疗婴儿先天性马蹄内翻足 16 例［J］.陕西中医，2010，31（7）：833-834.

［10］段雄义，段雄敏，杨寿峨.杨氏疗法治疗小儿先天性马蹄内翻足［J］.中医药导报，2011，17（10）：4-6.

［11］Fritsch·H, Eggers·R. *ossification of the calcaneus in the nomal fetal foot and in congenital clubfoot*［J］.J Pediatr Orthop, 1999，19（1）：22-26.

［12］E Ippolito, I V Ponseti. *Congenital clubfoot in the human fetus: A histological study*［J］. The Journal of bone and joint surgery. American volume, 1980，62（1）：8-22.

［13］赵东风，岳勇，黄耀添，等.先天性马蹄内翻足深筋膜胶原的免疫组化研究［J］.中华小儿外科杂志，2004，25（2）：182-184.

［14］Reefhuis J, DE Walle HE, Cornel MC. *Maternal smoking and deformities of the foot: results of the EUROCAT Study*［J］. J Eur Registries Congenital Anomalies. American Journal of Public Health, 1998，88（10）：1554-1555.

［15］陈发祥.手法矫正小儿先天性马蹄内翻足 30 例［J］.中国实用医药，2010，5（13）：236-237.

［16］IV Ponseti. *Clubfoot management*［J］. Journal of Pediatric Orthpedics. 2000，20（6）：699-700.

［17］吕发明，王磊，艾克巴尔.中西医结合治疗早期小儿先天性马蹄内翻足［J］.新疆中医药，2010，28（6）：27-29.

［18］王浩，李浩宇，于向华，等.采用 Ponseti 矫形治疗 27 例马蹄内翻足［J］.军医进修学院学报，2009，30（2）：

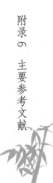

136–137.

［19］柯宝毅，唐建东，刘振庭，等 . Ponseti 方法治疗先天性马蹄内翻足［J］. 华夏医学，2010，23（3）：226–228.

［20］钟涛，李明 . 先天性马蹄内翻足的治疗进展［D］. 重庆：重庆医科大学，2008.

［21］陆玉朴 . 先天性马蹄内翻足以早期肌力平衡为主的手术治疗效果（附 90 例报告）［J］. 中华骨科杂志，1985,5（2）：69.

［22］于德春，郑启运 . 临床疾病诊断与国家体检标准［M］. 辽宁科学技术出版社，1991.

［23］潘少川 . 小儿矫形外科学［M］. 北京：人民出版社，1987.

［24］潘少川 . 小儿实用骨科学（第3版）［M］. 北京：人民卫生出版社，2016.

［25］郭源，闫桂森 . 先天性马蹄内翻足治疗：历史、现状和未来［J］. 临床小儿外科杂志，2016，15（6）：521–524，528.

［26］滕立初 . 先天性马蹄内翻足治疗［J］. 临床医药文献杂志，2018，5（51）：191–192，194.

［27］陈安辉 . 先天性马蹄内翻足 Ponseti 疗法的研究进展［J］. 临床小儿外科杂志，2019，18（1）：73–77.

［28］万梓鸣 . 先天性马蹄内翻足治疗进展［J］. 重庆医学，2010，39（8）：991–993.

［29］赵黎 . Ponseti 方法治疗先天性马蹄内翻足：细节决定不同［J］. 中华小儿外科杂志，2015，36（7）：481–484.

［30］邓华 . 非手术治疗小儿先天性马蹄内翻足及远期疗

效分析［J］.医学理论与实践，2019，32（1）：95-97.

［31］张明武.小儿先天性马蹄内翻足国内临床治疗概况［J］.中国临床新医学，2015，8（6）：

［32］刘玉斌，李松建，赵黎，等.Ponseti方法矫正马蹄内翻足畸形后临床结果及影像学评估［J］.中国矫形外科杂志，2019，27（9）：769-773.

［33］梁繁荣，王华.针灸学（第4版）［M］.北京：中国中医药出版社，2016.

后　记

　　今天，《杨寿峨中医治疗先天性马蹄内翻足》这本书终于要面世了，我有些激动，也有些忐忑，更多的是感恩。

　　激动的是，小儿先天性马蹄内翻足杨氏疗法，我是毕生研究和探索的成果。把杨氏疗法总结出来，写成书并公之于世，传承于后学，是我长久的愿望。很多年前，我就有这个想法，但无奈科研、诊疗任务加身，很难集中时间和精力专心致志从事本书的写作，往往是写写停停，断断续续，一拖再拖，耽误了10多年的时间。现在，这本书即将出版，了却了我人生的一大心愿，办成了长期在我心头牵挂的一件大事，激动是难免的。

　　忐忑的是，多年的研究和探索虽然取得了一些成果，本书也很快要与大家见面，但要把这些成果以一本书的方式呈现在专家、学者和广大读者面前，内心又有一些不安。一个原因是，我虽然在探索和研究中医药治疗小儿先天性马蹄内翻足畸形这一疑难病症方面取得了一定的成果，创新出了杨氏治疗法，治疗水平在国内处于领先地位，但我对这一疗法的探索研究仍然存在一些不足，如在疾病机制的分析研究方面就不够精深，理论上的总结提炼不够系统，跟许多专家学者和同行比较，还存在不小的差距。另一个原因是，这本书虽然即将出版，但写作过程仍显仓促，加上本人的表达能力有限，能否把杨氏疗法的精髓和要义准确、全面地总结出来，书中所述是否可以理解并能够指导实际操作，还需要读者去评判。

感恩的是，我探索、研究中医药治疗小儿先天性马蹄内翻足畸形这一疑难病症的每一步和每一点成就，都离不开医学界前辈和同行、离不开上级领导和有关单位的支持帮助。在这里，我要特别感谢湖南湘雅医院附二院孙材江、北京儿童医院潘少川两位教授的热心指导。承蒙两位专家给予我工作上无私的关心、鼓励，我才有了探索小儿马蹄内翻足中医疗法的决心、恒心和信心。我要衷心感谢湖南省中医药研究院国医大师刘祖贻教授长期以来对我科研探索的赞许和鼓励，并以87岁高龄在百忙之中为本书作序。我要感谢湖南中医药大学及附属第一医院的老师们对我的教育和指导。我要感谢广大病患者和家属们对我的无私信任、理解和配合，没有你们的共同努力，我的研究和探索是难以持续下去的，也不可能取得现有的成果。我还要感谢国家中医药管理局、湖南省卫生厅、湖南省科技厅、湖南省中医药管理局、湘潭市人民政府、湘潭市卫生局、湘潭市科技局、湘潭市中医药管理局等上级单位的领导和工作人员长期以来对我在科研课题立项、成果评审、特色专科建设方面的大力支持和经费投入。我要感谢湘潭市中医院的历任领导和各位同事，几十年来对我工作的理解、包容和支持。我还要感谢在我研究探索小儿先天性马蹄内翻足治疗方法的过程中，与我一起合作的科室和同事，是你们的奉献精神激励了我，陪伴我走出了一条中医治疗小儿先天性马蹄内翻足的道路。在这里，我要衷心地对你们说一声"谢谢了"。如果没有你们，就没有我今天的成绩。因此，我将小儿先天性马蹄内翻

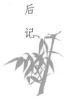

后记

207

足杨氏中医治疗法总结成书，公布于众，造福人类，以此感谢大家的支持、关心、帮助、指教和鼓励！

这本书的最终出版，得到了上级领导、湘潭市中医医院、中国中医药出版社和其他一些相关机构、人士的大力支持。在此一并表示感谢！

最后，我要感谢我的家人。几十年来，我把大量的时间和精力投入到工作中，对家人的关心和照顾多有不周。正是他们的理解、支持和包容，我才能坚持下来，能有今天的一点成绩。在这里，我也表达一份歉意、一份感激！

由于我的学识和能力有限，本书中一定还有不少错误和纰漏之处，恳请同道和读者们批评斧正，不胜感激！

杨寿峨

2022 年 2 月于湘潭